U0267238

中医外治特色疗法

临床技能提升丛书

郭长青◎总主编

郭长青　郭　妍　尹孟庭◎著

中医砭石疗法

中国健康传媒集团

中国医药科技出版社

图书在版编目（CIP）数据

中医砭石疗法 / 郭长青，郭妍，尹孟庭著 . — 北京 : 中国医药科技出版社，2021.10

（中医外治特色疗法临床技能提升丛书）

ISBN 978-7-5214-2657-1

Ⅰ . ①中… Ⅱ . ①郭… ②郭… ③尹… Ⅲ . ①砭刺法 Ⅳ . ① R245.31

中国版本图书馆 CIP 数据核字（2021）第 142295 号

美术编辑　陈君杞
版式设计　也　在

出版　**中国健康传媒集团** | 中国医药科技出版社
地址　北京市海淀区文慧园北路甲 22 号
邮编　100082
电话　发行：010-62227427　邮购：010-62236938
网址　www.cmstp.com
规格　710×1000mm $^1/_{16}$
印张　15 $^1/_2$
字数　243 千字
版次　2021 年 10 月第 1 版
印次　2021 年 10 月第 1 次印刷
印刷　三河市万龙印装有限公司
经销　全国各地新华书店
书号　ISBN 978-7-5214-2657-1
定价　**49.00 元**

版权所有　盗版必究

举报电话：010-62228771

本社图书如存在印装质量问题请与本社联系调换

获取新书信息、投稿、为图书纠错，请扫码联系我们。

内容提要

　　本书是一本砭石疗法及临床应用的实用手册。本书由北京中医药大学针灸推拿学院专家团队精心编写而成，书中介绍了砭石治疗的特点、最常用的操作方法，重点介绍了砭石治疗脏腑经络病、经筋病的方法。全书图文并茂，书中穴位均配有线条穴位图，实用性强，容易掌握，方便读者学习及按图操作。适合于广大中医爱好者及中医从业者使用。

前言

砭石，是最近几年才慢慢走入人们视线的一种神奇的石头。其实，砭石早在两千多年前就已经存在并被人们用在了日常生活和疾病的救治中。《史记·扁鹊仓公列传》记载有战国时期扁鹊用砭术和其他疗法救治虢太子的故事，所以砭石也被人们称为"扁鹊石"。《史记》还记载了上古时代有一位叫俞跗的医生，他治病不用汤药而用砭石。《路史》记载："伏羲尝草制药，以治民疾。"砭石疗法是我国传统中医治疗方法之一，具有悠久的历史，是中医的源头。《黄帝内经》将砭与针、灸、药、按跷共同列为中医五大医术。然而，自东汉以后，由于砭石材料的匮乏、药物及针具的发展等原因，砭石疗法渐渐隐迹于民间。20世纪90年代，由于泗滨浮石的发现，使这一古老的医术再次获得生机，被越来越多的医生应用于临床中，由于其显著的效果，该疗法渐渐被人们所接受。如今，砭石疗法已经推广到了世界上许多国家。

本书对该疗法进行了详细的论述。第一章对砭石疗法进行了概述，介绍了砭石疗法的渊源、操作方法、功效及禁忌；第二章对腧穴学进行了介绍；第三章论述了砭石疗法在临床病症治疗中的应用。

我们希望本书的出版，能对砭石疗法的推广应用起到积极的促进作用，使砭石疗法为更多人祛除病痛，带来健康。

编　者

2021 年 5 月

目录

第一章

认识砭石疗法

一、砭石疗法的含义

砭石，亦称针石，是指用石头刺破皮肉以治疗疾病的工具。运用砭石治病的医术称为砭术。关于砭字的解释，一种认为是形声字，如《说文》："砭，以石刺病也。从石，乏声。"另一种认为"砭"字是个象形字，材质从石在左，"乏"字在右，"乏"应该是一个人手握砭具，以跪姿为人治病的样子，所以"砭"之意就是用石治病，是动词。"砭"本义有两个，一是指治病刺穴的石针；二是指用石针扎皮肉治病，引申为刺或规劝，砭灸，针砭（喻指出人的过错，劝人改正）。

二、砭石疗法的发展过程

砭石是石器时代产生的一种治疗工具，秦汉以前使用广泛。砭术是中国古代应用石制工具进行医疗保健的医术。砭石疗法是我国具有悠久历史的医疗方法，《黄帝内经》中将砭与针、灸、药、按跷并列为中医五大医术。砭石疗法产生于石器时代，早在原始社会，人们在与大自然做斗争时，就用各种石器制成砭具，叩打、摩擦身体的一些部位以疗痛治病。到了石器时代中、晚期砭石疗法在术和具两方面已发展到一定的水平。自东汉后失传，据古史料考证，砭术失传的原因，是因为制砭的佳石匮乏了。直到20世纪90年代，杨浚滋先生在山东古泗水流域重新发现了能制造砭具的岩石，并称之为泗滨浮石。后经权威专家鉴定，泗滨浮石是制磬的石材，也是制砭的最佳石料，砭石疗法遂获得了新生。

三、砭石疗法的研究

在文献学研究中，砭石产生于新石器时期。最早有《路史》记载"伏羲尝草制砭，以治民疾"。距今5000年前伏羲就尝试草药，制造砭具，治疗百姓疾病。砭术的医疗作用，在古籍中有许多记载。从黄帝、夏、商、周到春秋战国及西汉砭术为历代医家所使用。

在考古学研究中，对砭石疗法也多有记载。湖南长沙马王堆西汉古墓出土的帛书古医籍《五十二病方》中，有"燔小隋（椭）石，淬中，以熨"

之语。说明砭石在上古可用于按摩和热熨。其中《脉法》一书记载了一种用砭石开启经脉的砭石疗法，即"用砭启脉必如是，痈肿有脓，则称其大小而为之砭"，说明经脉与砭石疗法有着密切的关系。1964 年湖南长沙战国墓中出土一扁圆形石器，两端有琢磨痕和火烧痕，一面光滑如镜，据考证认为即属熨法所用砭石。1964 年湖南益阳桃博战国墓中出土的一凹形圆石，凹槽中可纳入一手指，经鉴定认为是原始按摩工具。1972 年，河南新郑县郑韩故城遗址出土的砭石，一端呈卵圆形可以用作按摩，另一端呈三棱形可以用作刺破皮肤排放脓血。砭石当时的另一主要功用，则是切开脓肿，或切除赘瘤，即最早的手术刀，而且在相当长的时期内都是作为外科治疗工具而存在的。而后学者们又在多处遗址中发现砭石，砭石的形制有镰状、锥状、针状、剑状、锛状、刀状等多种。

在现代研究中，科学家们发现泗滨浮石的主要成分是一种称为"微晶灰岩"的矿物质，合格的砭石对人体有益无害，是制作中医医疗器械的上品。泗滨浮石有超声波特质，这种良好的超声波特性使它成为一种非常优良的纯天然养生用品，具有按摩、镇痛、缓解肌肉痉挛，使心脏冠状动脉扩张、改善心肌血液供应，使肾血管扩张、增加胃肠道蠕动等作用。泗滨浮石还有远红外特质，它能吸收人体的热量，再将这些能量转化成对人体有利的远红外线向人体辐射，可改善局部血液循环，降低肌张力，缓解肌痉挛。泗滨浮磬声音优美，为古代皇室贡品和法器，是用于音乐疗法的好乐器。正是由于砭石的这些特殊物理化性质，很适合将它作为治疗工具。

四、砭石疗法的器具

自从人们发现并逐渐认识到砭石的治疗作用以后，这种神奇的石头被制作成各种便于人们使用的样式，或者加入了现代高科技的成分，使砭石更适合现代人的使用，目前已逐渐地被人们认可并逐渐普及开来的砭石主要有以下几种。

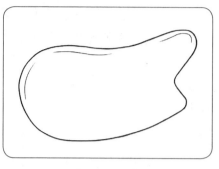

图 1-1　砭板

1. 砭板

砭板（图 1-1）是一种常用的多功能砭具。形状多样，常用的有鱼形和肾形两种。有大、中、小不同的规格。砭板的特点是两侧厚薄不一样。可用于刮法和擦法，还可用于感应法、温法、凉法。鱼形砭板还可用于点法和划法。

2. 砭镰

砭镰（图 1-2）一侧成弧形，另一侧成镰刀锐刃。长 20cm，宽 5.5cm，厚 1.0cm，重 150g。适用于刮法、擦法、抹法、割法、划法、刺法。

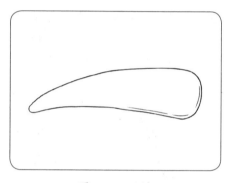

图 1-2　砭镰

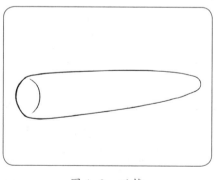

图 1-3　砭锥

3. 砭锥

将砭棒的一端磨成锥状即成砭锥（图 1-3）。砭锥分为大小两种，大砭锥的尺度为 2.8cm×12cm，重 190g，小砭锥的尺度为 1.5cm×10cm，重 40g。砭锥形态和砭棒相似，可当砭棒使用。砭锥用于砭术的按穴点法，还可用于滚法和擦法。

4. 砭块

砭块（图1-4）是质量较大的长方体砭石块。有大中小三种规格，大砭块尺度为 25cm×15cm×1.7cm，重1800g；中砭块尺度为 24cm×12cm×1.7cm，重1400g；小砭块尺度为 20cm×10cm×1.6cm，重900g。用途广泛，可用于感应法、压法、擦法、

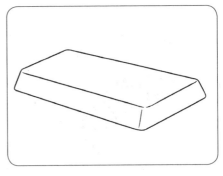

图 1-4　砭块

叩法、温法、凉法，还可放在枕头下用来医治头痛、失眠和高血压。最适宜用来治疗腰腹部疼痛。

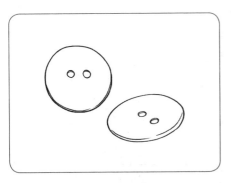

图 1-5　砭扣

5. 砭扣

砭扣（图1-5）是用泗滨浮石做成的纽扣，直径为2.2cm，厚0.2cm，重8g，中部有两个小孔，可用线缝在帽子或内衣上，也可用绳穿后挂在胸前当砭石佩使用，是组成多种砭石保健服饰的基本元件。

6. 砭棒

砭棒（图1-6）是圆柱形的砭石，直径为2.8cm，长度为12cm，重220g。特别适用于大面积的滚法，也可用于感应法、压法、擦法、温法、凉法、叩法。

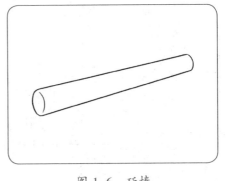

图 1-6　砭棒

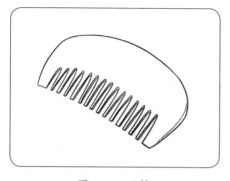

图 1-7　砭梳

7. 砭梳

砭梳（图 1-7）是用泗滨浮石做成的梳子。根据梳子具有多齿直接刺激头皮的原理，将泗滨浮石磨制成 16 齿或 18 齿的砭梳。通过直接接触头皮，使头上诸阳脉及其经穴受到刺激而起到治疗作用，砭梳可改善大脑缺氧状态，促进血液循环，治疗多种脑血管疾病，如高血压、头痛等。

8. 砭轮

砭轮（图 1-8）是一种圆饼形的砭具，直径为 5cm，厚度为 1cm，重 50g。轮中间有一小孔，便于夹持，可用于擦法和刮法。

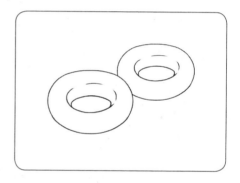

图 1-8　砭轮

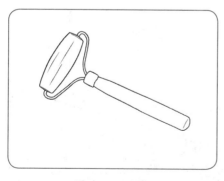

图 1-9　砭滚

9. 砭滚

砭滚（图 1-9）是用泗滨浮石做成的滚动工具。滚动部分呈圆桶状，长 6.5cm，最大直径为 1.8cm。沿中轴线两端有小孔，可插入金属轴，安装在金属架上能转动自如。手柄也由泗滨浮石做成。砭滚全重 90g 左右。其主要用途是施行滚法。

10. 砭球

砭球（图1-10）是用泗滨浮石做成的球形砭具，直径为5.3cm，重210g。砭球是砭术失传后在民间一直流传的保健工具，俗称健身球。一般两个球一组，可在掌中玩。砭球除了用作健身外，还可在感应法、压法、滚法、擦法、叩法、扭法、旋法、振法、温法、凉法等法中应用，特别是用砭球施叩法对消除疲劳有较好的效果。

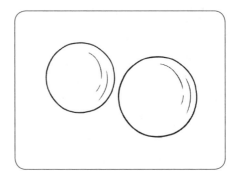

图 1-10　砭球

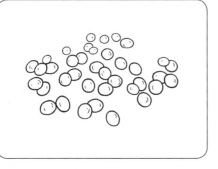

图 1-11 砭豆

11. 砭豆

砭豆（图1-11）是用泗滨浮石做成的砭粒，直径约1cm，磨去尖角锐棱以免刺伤皮肉。可将填充枕头，也可将它放在地上，用足踏或滚动进行足底保健，又可将它放在小布口袋里，将布袋置于患处。

12. 砭佩

砭佩（图1-12）是用泗滨浮石做成的圆饼形饰物。佩上有一小孔，可以穿绳佩戴，感应时间长，效果较好。可用于气管炎、心脏疾患及胃部不适等。还可用于刮法和擦法。

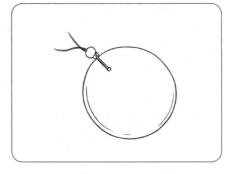

图 1-12　砭佩

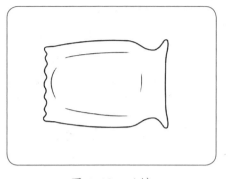

图 1-13　砭铲

13. 砭铲

砭铲（图1-13）是用泗滨浮石做成的长15cm，高1.5cm，宽1.2cm，上面平，根部3cm，尖端成铲式的砭具。可用于铲法、划法。

14. 砭尺

砭尺（图1-14）是用泗滨浮石做成长方体砭块，尺度为20cm×3cm×1.5cm，重量约为250g。可用于感应法、压法、擦法、刮法、叩法、温法和凉法，也可用于自我保健。

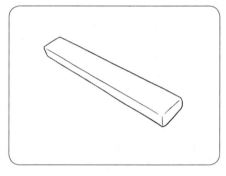

图 1-14　砭尺

15. 砭刀

砭刀是将新砭镰和砭锥融合而成，并增加了木手柄。全长24cm，砭锥呈等边三角形，厚度约1cm，另一端将砭板去掉两角，嵌插入木柄两端。砭板裸露部长8cm、宽4cm，锐缘在下方，头部呈圆形。可用于叩、拍、划、擦、抹、刺、刮、剁等法。小孩、老人和骨质疏松者禁用叩法和剁法。

16. 磁砭

磁砭是将砭石疗法与磁疗法配合应用。将磁片黏结在各种砭具上可制成磁砭块、磁砭砧、磁砭板、磁砭锥等。

17. 电热砭

将电热元件粘结在各种砭具上制成电热砭，如电热砭块、电热砭砧、电热砭板、电热砭锥等。使用前接通电源就能使砭块变热并长久保持温度。主要用于风寒湿三气杂至而形成的痹证。

18. 砭砧

砭砧（图 1-15）形状为长方体，长 8.5cm，宽 5cm，厚 1.8cm，重 220g。可用于感应法、压法、温法、凉法、擦法、叩法、刮法、揉法，砭砧的角可用于刺法和划法。

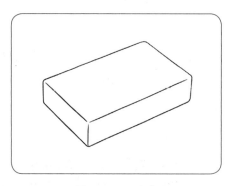

图 1-15　砭砧

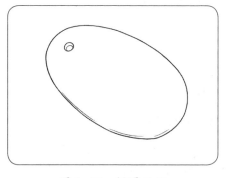

图 1-16　椭圆砭石

19. 椭圆砭石

椭圆砭石（图 1-16），长 12cm，宽 7cm，厚 2cm，重 250g。主要用于摩法、擦法、温法、叩法、刮法、揉法、凉法。临床治疗各科疾病，经筋疾病首先施揉法以行气活血，散瘀解肌。

20. 泗滨浮石首饰

泗滨浮石首饰（图 1-17）是用泗滨浮石制作而成的，有项链、手链、手镯等。佩戴泗滨浮石既有美感，又能保健美容。

21. 石琴

石琴已广泛应用于音乐疗法，并取得了明显效果。

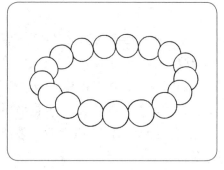

图 1-17　泗滨浮石首饰

五、砭石疗法的基本操作方法

（一）温度法

1. 温法

以加热后的砭具直接或间接地置于人体体表，有散寒活血的作用。

临床应用：温法主要针对脏腑虚证，以及经络的风寒湿三气杂至而为痹证或虚证。

2. 凉法

将砭具放置在冷水或冰块中浸泡或放置在冰箱中使砭具变凉后取出擦干，再将砭具放在人体患处或穴位上。

临床应用：治疗实热证，在治疗腹水、腿部水肿、脊椎间盘脱出、急性充血水肿时可作 25~30 分钟的凉敷，配合利水中药，凉热交替可以收到非常好的效果。

（二）感应法

1. 红外感应

砭具具有超声波作用，频率在 20~2000kHz 之间，远红外线效应也很好，将砭石至于人体体表，达到对人体的治疗作用。

临床应用：一般而言，直接接触皮肤比间接效果好，有人将砭石固定在穴位上（如百会穴），可以很快心静入眠。也有人将砭石挂在膻中穴，克制心悸。

2. 声音感应

叩击泗滨浮磬时除发出好听的声音外，还可发出频率为 20~2000kHz 的超声波。

临床应用：术者或患者敲击砭琴、砭磬，使之发出优美动听的音乐，患者听后精神得以愉悦，心理状态得到改善。多用于情绪焦躁、精神紧张的患者，如抑郁症、焦虑症、恐惧症、失眠、高血压等精神心理疾病的患者。

（三）手法操作

1. 按法

按法（图1-18）是将砭具平面置于体表，用单手或双手加以压力的操作方法。施术时将与人体接触，然后向肌体深组织由浅入深的加按压，至患者产生胀、麻、痛感，使感觉传导。紧按慢提为补法，紧按速提为泻法。即在患者感到微痛或酸麻沉胀的基础上采取紧按慢提法，可出现循经感传，导致砭至病所，在不离开皮肤的情况下反复操作称为补法；将砭具向肌体深组织由浅入深的加按压，在患者感到微痛或酸麻沉胀的基础上，快速向外提砭具，在不离开皮肤的情况下反复操作称为泻法。

临床应用：有行气活血、开通滞塞、镇静安神、调整脏腑功能等作用。头痛、胃痛、肢体疼痛、麻木不仁等各种疾病可用本法治疗。

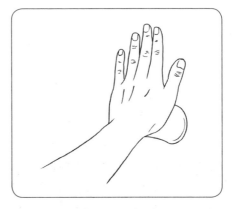

图1-18　按法

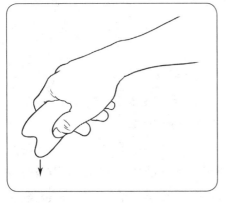

图1-19　点法

2. 点法

点法（图1-19）是用砭角在穴位或病变局部点刺的操作方法。用砭角点在穴位，逐渐加大力量，压深部肌肉的痛点。缓缓施力点穴再松开为补法。

临床应用：本法刺激很强，要根据患者的具体情况和病情酌情用力。常用在肌肉较薄的骨缝处和全身穴位。

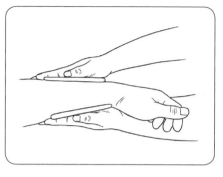

图 1-20　夹法

3. 夹法

夹法（图 1-20）是用双手各拿一个砭具对人体肌肉或脊柱固定夹住的操作方法。

临床应用：本法用于头部、颈项部、肢体，具有疏经解肌、通经活络的作用。用砭具固定夹法可治疗脊柱侧弯。

4. 旋法

旋法（图 1-21）是用砭具角处压住穴位，将砭具左右旋转扭动的操作方法。操作时强度要根据患者的承受力决定，还要考虑部位，腰腹部在痛点上逐渐扭转加压使刺激力度增强。肢体肿胀疼痛，可在逐渐加压的基础上向左右前后扭转。

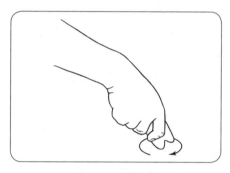

图 1-21　旋法

临床应用：本法主要用深部按摩手法，以活血化瘀、消肿散滞，治疗内脏疾病如脾胃虚寒、胃脘痛，并利用砭具远红外线效应温补内脏俞募穴以补虚祛寒，改善脏腑的功能。

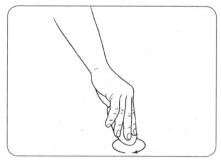

图 1-22　滚法

5. 滚法

滚法（图 1-22）是用砭具在患者身上滚动的操作方法。

临床应用：本法压力大，接触面积也较大，故多用于肩背腰臀及四肢等肌肉较丰满的部位。本法具有舒筋活血、滑利关节、缓解肌肉带痉挛、促进血液循环、消除疲劳的作用。对风湿疼痛、麻木不仁、肢体瘫痪、运动功能障碍常使用本法。

6. 拨法

拨法（图 1-23）是用砭板尾角部或砭擀指尖部弹拨的操作方法。用砭板尾角部或砭擀指尖部弹拨肌肉中的结节或条索状物，可以先在肌肉结节或条索状物上用穿刺法，然后再拨，最后用温砭温敷相应部位。

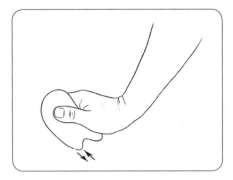

图 1-23　拨法

临床应用：用于脏腑背部疾病，多用于肩周炎、上下肢肌肉粘连等。

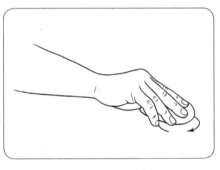

图 1-24　摩法

7. 摩法

摩法（图 1-24）是以砭具平面或侧棱在体表做环旋移动的操作方法。常用于腹部。顺时针为补，逆时针为泻。

临床应用：本法刺激柔和轻软，治疗效果很好，有和中理气、消积导滞、祛瘀止痛等作用，对脏腑疼痛、食积胀满、气滞应用本法治疗，特别是对调节胃肠功能、治疗便秘效果尤佳。

8. 推法

推法（图 1-25）是以手将砭具按压于体表，做直线单向运动的操作方法，用力要稳，速度缓慢均匀。

临床应用：主要用于腰背、四肢部。在背俞穴上施推法，以检查阳性物、结节、压痛点、索状物。两手各拿一砭板在前额正中线施分推法。两手各拿一砭板在季胁部由背向前做推法以疏肝利胆；或从季胁向背部做推法以活血养肝。

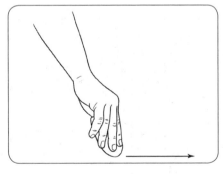

图 1-25　推法

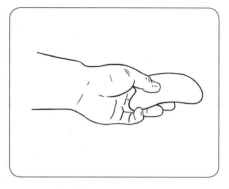

图 1-26　抹法

9. 抹法

抹法（图 1-26）是使砭具的缘部紧贴皮肤，做上下或左右往返移动的操作方法。

临床应用：一般用在头面、颈部桥弓、手足心等部位。双砭平放，动作要轻揉。对头晕、头昏、头痛及颈项强痛等症常用本法配合治疗，可以收到活血化瘀的功效。

10. 刺法

刺法（图 1-27）是用砭针直接在穴位上刺的操作方法。

临床应用：用砭针直接在穴位上刺，不会弄破皮肤，特别需要时也可用专用的砭针、砭具，使皮下渗出组织液而不出血。适用于白血病。

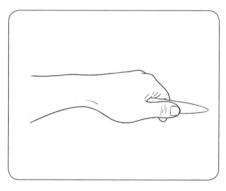

图 1-27　刺法

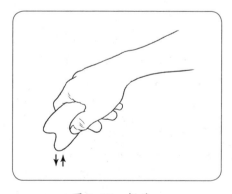

图 1-28　振法

11. 振法

振法（图 1-28）是平放砭具或使用某一角，双手做有节律的上下振动的操作方法。

临床应用：施压过程中加上振法，可使震颤传至肌体内深部，有助于体内组织自我调整。对于前列腺或妇科疾病，在八髎穴做此法效果较好。

12. 刮法

刮法（图 1–29）是利用砭具侧棱刮擦皮肤表面的操作方法，与刮痧类似。

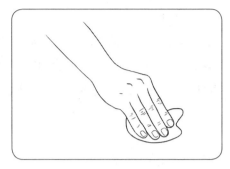

图 1–29　刮法

临床应用：刮法分为直接刮法、间接刮法和刮痧法。使用带刃的砭铲刮时，为了避免伤及皮肉，在人体被刮部位垫上布等，实施间接刮法。刮法具有宣散郁火、疏通经气、提神醒脑、镇静安眠的作用。刮法在头部可醒脑安神，清头明目，增加头脑供血，改善头晕、头昏。

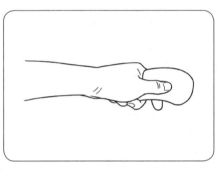

图 1–30　叩法

13. 叩法

叩法（图 1–30）是用砭具有节奏的叩击拍打躯体的操作方法。

临床应用：常用于肩颈、腰背、四肢等肌肉丰厚处。强度视情况而定，臀部肌肉丰厚处可加一定的力度。只要施术合理，患处能迅速舒经活络、调和气血、解痉止痛。凡是头部、心脏部、骨处严禁使用叩法。

14. 划法

划法（图 1–31）是指应用砭具在相关经脉循行线上做循经划法。使用砭具边面接触皮肉面积较小，压力大、刺激强，排泄毒物垃圾较好。

临床应用：首先根据辨证，分辨出病证的虚实，按虚实之不同，治疗内脏各疾病，在其相关的经脉循行线上，按照"虚者补之，实者

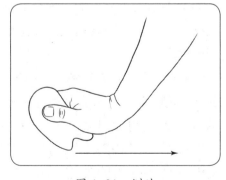

图 1–31　划法

泻之"的原则，循经原则一般顺经为补，逆经为泻，快速为泻，慢速为补。当虚多补，顺经脉气血运行方向轻而慢划而行，阴向上划，阳向下划；做泻法时，以较强的压力快速划之，可收快速排毒宣热的效果。在脑卒中恢复期，采用缓划，可起到疏通经络、活血行气，效果较为理想。

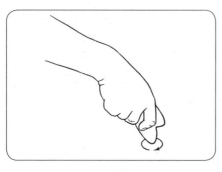

图 1-32　揉法

15. 揉法

揉法（图 1-32）是以砭具平面或砭尖按在人体或穴位表面，使皮下组织随手而旋动的操作方法。

临床应用：可用于全身各部，常用于脘腹痛、胸闷胁痛、泄泻、便秘等胃肠疾患，以及因外伤引起的红肿疼痛、大小不同的软组织损伤等证。具有宽胸理气、消积导滞、活血祛瘀、消肿止痛等作用。

16. 擦法

擦法（图 1-33）是用砭具在皮肤上向一个固定方向上适度用力的操作方法。砭具用的是泗滨浮石，其微晶结构研磨后，表面十分光滑，摩擦起来使人十分舒服，不会有什么痛感。施术时以砭具在皮肤上滑行摩擦。

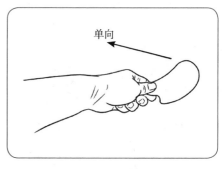

图 1-33　擦法

临床应用：擦法具有活血散瘀、消肿止痛、补虚泻实、调和气血、温经通络、健脾和胃等作用，可用于内脏虚损、积滞及血气运行功能失常的病证。关节扭挫伤，出现肿胀，瘀血疼痛等，在局部擦法，向回心血流的方向擦。经络病证，根据虚则补之，实则泻之；迎而夺之为泻，顺而济之为补的原则应用擦法。以逆经的血气运行方向的擦法为泻法，以顺经的血气运行方向的擦法为补法。多用于胸胁及腹部，肩背腰及下肢部等都可应用擦法。

17. 拍法

拍法（图1-34）是指医者手持砭角拍击人体体表经络穴位的一种治疗方法，多在肌肉丰满处，如腋窝、肘内侧、环跳、委中、风市、梁丘等处施以拍法，力度由轻到重，拍至红润为宜。

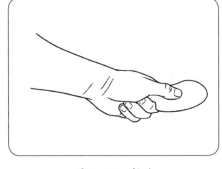

图 1-34　拍法

临床应用：能更有效的疏通经络、活化气血循环。是最常用的治疗方法之一，广泛用于疏通四肢各大经络、拔毒祛瘀、软坚散结，治疗各种顽固性疾病。

六、砭石疗法的功效

（一）温助阳气，养筋荣脉

泗滨浮石有独特的感应增温效应，当把它固定在距体表5cm以内时，可在半小时内引起所在部位的体表温度上升0.5℃~2℃，而且泗滨浮石可发出能量峰值在宽达8~15μm波长范围的远红外辐射。泗滨浮石性质温润，与人体接触中可以温补体内阳气，"阳气者，精则养神，柔则养筋"，因此对慢性神经肌肉病变所致气血亏耗、不荣筋脉等证有良好的治疗作用。

（二）宣导气血，疏通经络

泗滨浮石有较强的推动气血运行的作用，在中或轻度力量手法的作用下，砭石疗法就表现出很好的行气活血的效果。科学实验表明，泗滨浮石与人体的每一下摩擦即可产生频率在20~2000kHz的超声波脉冲3698次，与之相比，木鱼石可产生频率在20~1000kHz的超声波脉冲2480次，用作刮痧的水牛角可产生频率在20~200kHz的超声波脉冲353次。这可能是泗滨浮石宣导气血、疏通经络的主要机制之一。因此，新砭石疗法适用于治疗以气血阻滞、经络不通为主证的疾病，如颈腰椎病、血管神经性头痛、软组织损伤导致的痛证等。

（三）逐寒祛湿，消痹止痛

《砭经》一书中提出"砭治之效，惟动与热。必使热力直达病处，透脉彻络，周流通畅，始收砭治之效"。用砭石按摩、温熨经络，可使肌体温度提高 1℃~2℃，排除体内病气、邪恶气、寒气，达到周身通泰、祛病强身。对风湿类疾病效果良好。一般有风湿证候的患者，在每次治疗中很快就会感觉砭石作用部位发热，疼痛减轻，并且砭石治疗对这类疾病疗效巩固。

（四）祛瘀止痛，清热消肿

泗滨浮石对红、肿、热、痛的炎症反应及碰撞、扭挫伤表现出良好的治疗作用。因为砭石含有天然的能量信息，特别是超声波在人体上按摩可产生 20~200kHz 的超声波脉冲，穿透率达 92.8%，可迅速通经络，产生温热效应，细胞分子被活化，处于高能状态，加速血液循环，在实热或瘀热证中，泗滨浮石可以吸收机体发出的过多的热量，并将其转化为对人体有益的远红外辐射。

（五）潜阳安神，止悸定惊

泗滨浮石具有石类重镇沉降之性，用于外治可以收安神定惊之效。

七、砭石疗法的注意事项和禁忌证

（1）注意循经而行。在经络与穴位的选择上，宁失其穴，不失其经，打通一条经络，对其经络穴位上的疾病均可得到治疗。

（2）对全息点和反射区部位，实行区域疗法。不仅是物理刺激，更重要的是它有极丰富的能量信息场，含有极远红外线和超声波穿透力极强，可以迅速通达经络、活血化瘀、祛除疼痛，特别适用于手、足、耳等反射区，可起到特殊的功效。

（3）在治疗的过程中注意方法。在治疗时可以选择几种治疗方法并用，实行双向调节。在砭具的选择上：薄泻厚补、锐泻钝补，即用砭具薄刃、锐角治疗是泻法，用厚刃、钝角治疗是补法。在治疗的速度上：动泻静补、快泻慢补。即快速刮、擦是泻，慢速刮、擦是补法。在治疗的方向上：逆泻顺补、上泻下补，即逆经为泻，顺经为补。在治疗的温度上：凉泻温补、先泻后补，即用凉法是泻，用温法是补，一般情况先泻后补，达到阴阳平衡，阴平阳秘。

（4）注意治疗禁忌证。头部及心脏附近不能用叩法、振法；孕妇在腹部不能做治疗；老弱患者不能用凉法，温度要适中，力度要适中，有内伤、内出血的患者禁用。特别注意不论用什么方法治疗后都要喝一杯温开水，注意保暖，防风。因用砭石治疗后毛细血管全张开了，喝温开水以利尿排毒，保暖以防邪风入内，否则会造成新的伤害。

第二章 人体的经络腧穴

一、头面颈部腧穴

1. 迎香

位置：鼻翼外缘中点旁，鼻唇沟中（图2-1）。

功能：泻火散风，宣通鼻窍。

主治：鼻塞、鼻炎、口眼歪斜。

砭疗操作：点法、按法、揉法、刮法。

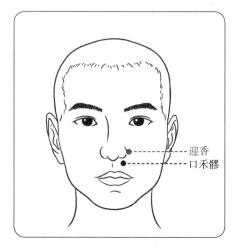

图 2-1　迎香

2. 承泣

位置：目正视，眶下缘与眼球之间，瞳孔直下（图2-2）。

功能：疏风活络，开窍明目。

主治：眼病、目赤肿痛、迎风流泪、眼睑𥆧动、口眼歪斜、头痛、眩晕。

砭疗操作：点法、按法、揉法。

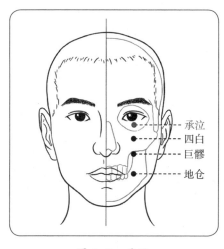

图 2-2　承泣

3. 四白

位置：目正视，眶下孔凹陷中（图2-3）。

功能：疏风通络，清头明目。

主治：口眼歪斜、目赤痛痒、头痛、眩晕、面肌痉挛。

砭疗操作：点法、按法、揉法。

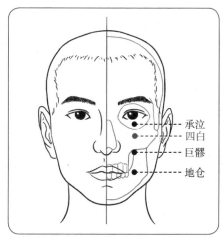

图 2-3　四白

4. 地仓

位置：平口角旁开 0.4 寸（图 2-4）。

功能：祛风活络，扶正镇痛。

主治：流涎、口眼歪斜、牙痛、颊肿。

砭疗操作：点法、按法、揉法。

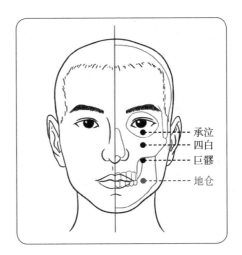

图 2-4　地仓

5. 颊车

位置：下颌角前上方一横指，闭口咬紧牙时咬肌隆起，放松时按之有凹陷处（图 2-5）。

功能：开关通络，祛风调气。

主治：口眼歪斜、牙痛、颊肿、牙关脱臼、颈强。

砭疗操作：点法、按法、揉法。

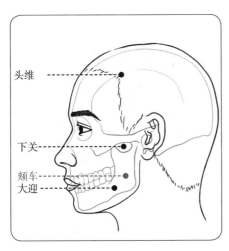

图 2-5　颊车

6. 下关

位置：颧弓下颌切迹之间的凹陷中，合口有孔，张口即闭（图 2-6）。

功能：疏风活络，调气止痛。

主治：面瘫、牙痛、耳聋、耳鸣、眩晕。

砭疗操作：点法、按法、揉法。

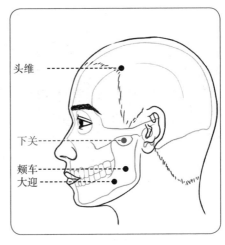

图 2-6　下关

7. 头维

位置：额角发际直上 0.5 寸，头正中线旁开 4.5 寸（图 2-7）。

功能：祛风泻火，止痛明目。

主治：头痛、目眩、目痛、视物不明、喘逆烦满。

砭疗操作：点法、按法、揉法。

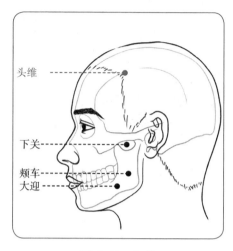

图 2-7　头维

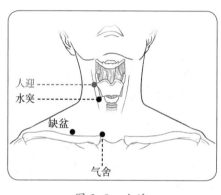

图 2-8　人迎

9. 颧髎

位置：目外眦直下，颧骨下缘凹陷中（图 2-9）。

功能：清热散风，调经化瘀。

主治：口眼歪斜、牙痛。

砭疗操作：点法、按法、揉法、刺法。

8. 人迎

位置：喉结旁开 1.5 寸，胸锁乳突肌前缘（图 2-8）。

功能：通经调气，清热平喘。

主治：咽喉肿痛、喘息、项肿、气闷、头痛、瘰疬、瘿气。

砭疗操作：点法、按法、揉法。

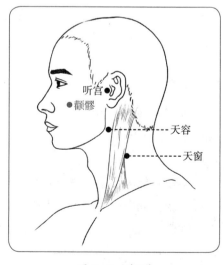

图 2-9　颧髎

10. 睛明

位置：目内眦内上方眶内侧壁凹陷中（图2-10）。

功能：疏风清热，通络明目。

主治：眼病。

砭疗操作：点法、按法、揉法。

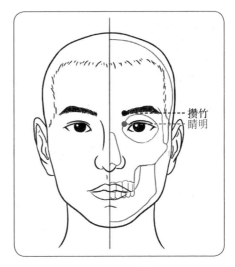

图2-10 睛明

11. 攒竹

位置：眉头凹陷中（图2-11）。

功能：清热散风，通经明目。

主治：头痛、失眠、眉棱骨痛、目赤、口眼歪斜。

砭疗操作：点法、按法、揉法、刺法。

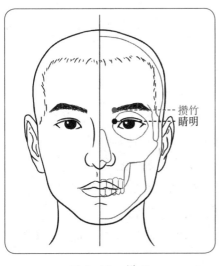

图2-11 攒竹

12. 通天

位置：头部中线入前发际4寸，旁开1.5寸（图2-12）。

功能：祛风清热，通窍活络。

主治：头痛、眩晕、鼻塞、鼻衄、鼻渊。

砭疗操作：点法、按法、揉法。

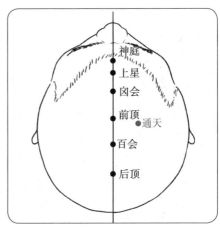

图2-12 通天

13. 天柱

位置：后发际正中直上 0.5 寸，旁开 1.3 寸，斜方肌外缘凹陷中（图 2-13）。

功能：清热散风，通经活络。

主治：头痛、项强、鼻塞、肩背痛。

砭疗操作：点法、按法、揉法、拨法。

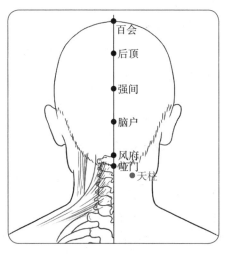

图 2-13　天柱

14. 翳风

位置：乳突前下方，平耳垂后下缘的凹陷中（图 2-14）。

功能：疏风通络，开窍益聪。

主治：耳鸣、耳聋、口眼歪斜、牙关紧闭、牙痛。

砭疗操作：点法、按法、揉法。

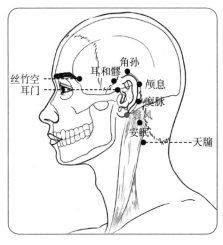

图 2-14　翳风

15. 角孙

位置：耳尖正对发际处（图 2-15）。

功能：聪耳明目，清散风热。

主治：颊肿、目翳、牙痛、项强。

砭疗操作：点法、按法、揉法。

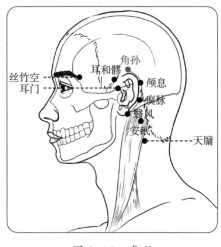

图 2-15　角孙

16. 耳门

位置：耳屏上切迹前，下颌骨髁状突后缘凹陷中（图2-16）。

功能：宣达气机，开窍聪耳。

主治：耳鸣、耳聋、牙痛、上龋齿痛。

砭疗操作：点法、按法、揉法。

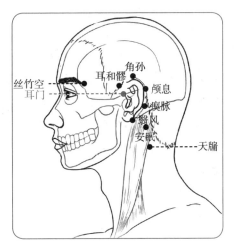

图 2-16　耳门

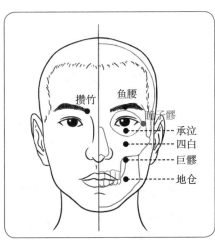

图 2-17　瞳子髎

18. 阳白

位置：目正视，眉上1寸，瞳孔直上（图2-18）。

功能：祛风活络，清热明目。

主治：头痛、目眩、目痛、视物模糊、眼睑𥆧动。

砭疗操作：点法、按法、揉法。

17. 瞳子髎

位置：目外眦旁0.5寸，眶骨外缘凹陷中（图2-17）。

功能：清热散风，止痛明目。

主治：头痛、目赤肿痛、目翳。

砭疗操作：点法、按法、揉法。

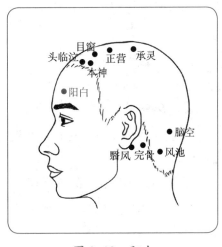

图 2-18　阳白

19. 风池

位置：项后枕骨下两侧，胸锁乳突肌与斜方肌之间凹陷中（图2-19）。

功能：祛风解表，醒脑开窍。

主治：正偏头痛、感冒、项强、鼻衄、鼻塞。

砭疗操作：点法、按法、揉法、刮法。

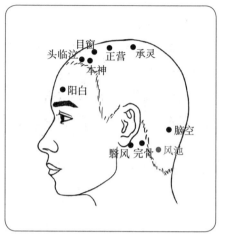

图 2-19　风池

20. 哑门

位置：后发际正中直上 0.5 寸（图 2-20）。

功能：安神定惊，通窍增音。

主治：暴喑、舌强不语、癫狂、痫证、头痛、项强。

砭疗操作：点法、按法、揉法。

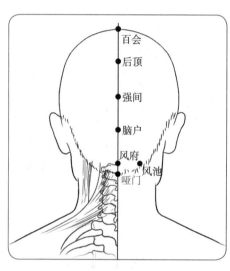

图 2-20　哑门

21. 风府

位置：后发际正中直上 1 寸（图2-21）。

功能：清热散风，醒脑开窍。

主治：头痛、项强、眩晕、失音、癫狂、痫证、中风。

砭疗操作：点法、按法、揉法。

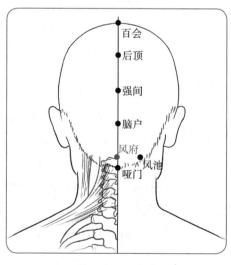

图 2-21　风府

22. 百会

位置：后发际正中直上 7 寸，头顶正中（图 2-22）。

功能：健脑宁神，升阳举陷。

主治：头痛、眩晕、昏厥、中风失语、痫证、脱肛。

砭疗操作：点法、按法、揉法。

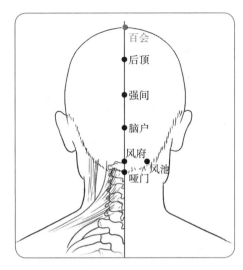

图 2-22 百会

23. 神庭

位置：前发际正中直上 0.5 寸（图 2-23）。

功能：清热镇痉，通窍止呕。

主治：头痛、眩晕、失眠、鼻渊、癫痫。

砭疗操作：点法、按法、揉法。

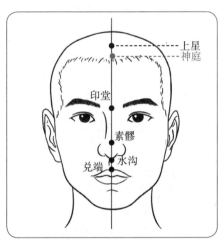

图 2-23 神庭

24. 水沟（人中）

位置：人中沟正中线上 1/3 与下 2/3 交界处（图 2-24）。

功能：清热开窍，理气益血。

主治：惊风、口眼歪斜、癫痫、腰肌强痛。

砭疗操作：点法、按法、揉法、刺法。

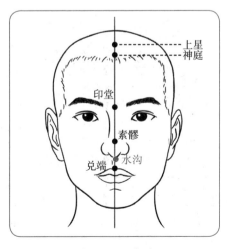

图 2-24 水沟

25. 承浆

位置：颏唇沟的中点（图 2-25）。

功能：清热散风，安神定志。

主治：口眼歪斜、牙痛、齿龈肿痛、暴喑。

砭疗操作：点法、按法、揉法。

二、胸腹部腧穴

1. 膻中

位置：在胸骨上，两乳头中间取穴（图 2-26）。

功能：宽胸利膈，止咳平喘。

主治：咳喘、胸闷、胸痛、心痛心悸、乳少、噎膈。

砭疗操作：点法、按法、揉法、摩法、擦法、推法。

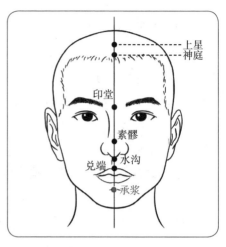

图 2-25　承浆

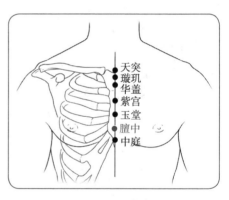

图 2-26　膻中

2. 巨阙

位置：前正中线，胸骨剑突下，脐上 6 寸（图 2-27）。

功能：和中化滞，清心宁神。

主治：心脏病、精神病、胃痛、呕吐、胆道蛔虫症、胰腺炎等。

砭疗操作：点法、按法、揉法、旋法、摩法、擦法、推法。

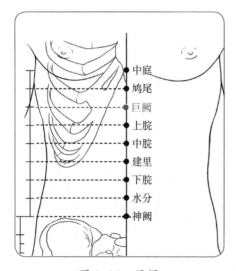

图 2-27　巨阙

3. 中脘

位置：前正中线上，脐上 4 寸
（图 2-28）。

功能：调胃益脾，温中化湿。

主治：胃炎、胃溃疡、胃下垂、
胃痛、呕吐、腹胀、腹泻、便秘、
消化不良、神经衰弱等。

砭疗操作：点法、按法、揉法、
旋法、摩法、擦法、推法。

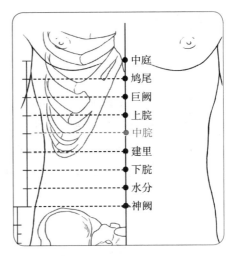

图 2-28　中脘

4. 上脘

位置：前正中线上，脐上 5 寸
（图 2-29）。

功能：调理脾胃，和中化湿。

主治：急(慢)性胃炎、胃扩张、
胃痉挛、喷门痉挛、胃溃疡、十二
指肠溃疡。

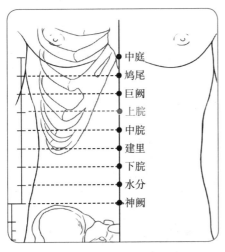

图 2-29　上脘

砭疗操作：点法、按法、揉法、
旋法、摩法、擦法、推法。

5. 下脘

位置：前正中线上，脐上 2 寸
（图 2-30）。

功能：健脾和胃，消积化滞。

主治：胃扩张、胃痉挛、慢性胃
炎、消化不良、肠炎、肠梗阻、肠

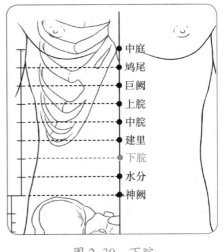

图 2-30　下脘

痉挛、便秘、腹胀等。

砭疗操作：点法、按法、揉法、旋法、摩法、擦法、推法。

6. 气海

位置：前正中线上，脐下 1.5 寸（图 2-31）。

功能：补肾利水，温固下元。

主治：神经衰弱、腹胀、腹痛、痛经、月经不调、肠麻痹、阳痿、遗精、遗尿、膀胱炎、肾炎、肾绞痛等。

砭疗操作：点法、按法、揉法、旋法、摩法、擦法、推法、振法。

7. 关元

位置：前正中线上，脐下 3 寸（图 2-32）。

功能：培肾固本，清热利湿。

主治：腹痛、腹泻、痢疾、肾炎、尿路感染、痛经、盆腔炎、子宫下垂、功能性子宫出血、阳痿、遗尿等。

砭疗操作：点法、按法、揉法、旋法、摩法、擦法、推法、振法。

8. 中极

位置：前正中线上，脐下 4 寸（图 2-33）。

功能：通调冲任，清利膀胱。

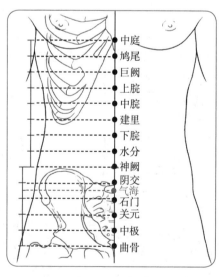

图 2-31　气海

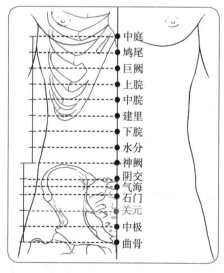

图 2-32　关元

主治：遗精、遗尿、尿闭、阳痿、早泄、月经不调、白带过多、不孕、肾炎，盆腔炎等。

砭疗操作：点法、按法、揉法、旋法、摩法、擦法、推法。

9. 梁门

位置：前正中线旁开2寸，脐上4寸（图2-34）。

功能：健脾理气，和胃调中。

主治：厌食、呕吐、腹胀、腹痛、脘痛、疝痛、完谷不化、泄泻等。

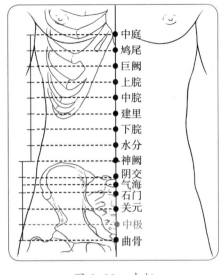

图2-33　中极

砭疗操作：点法、按法、揉法、摩法、旋法。

10. 天枢

位置：平脐旁开2寸（图2-35）。

功能：调中和胃，理气健脾。

主治：急（慢）性胃炎、急（慢）性肠炎、菌痢、肠麻痹、便秘、腹膜炎、痛经、盆腔炎等。

砭疗操作：点法、按法、揉法、摩法、旋法。

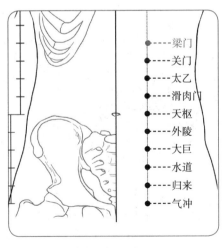

图2-34　梁门

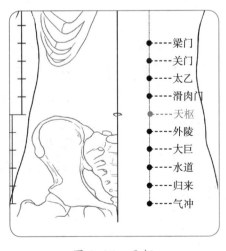

图2-35　天枢

11. 水道

位置：前正中线旁开 2 寸，脐下 3 寸（图 2-36）。

功能：清热利湿，通调水道。

主治：肾炎、膀胱炎、尿闭、腹水、睾丸炎、前列腺炎、附件炎、月经不调等。

砭疗操作：点法、按法、揉法、摩法、旋法。

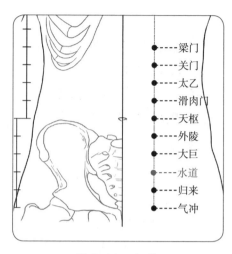

图 2-36　水道

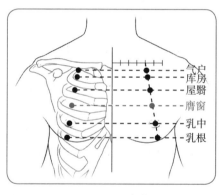

图 2-37　膺窗

12. 膺窗

位置：乳腺上第 3 肋间隙，前正中线旁开 4 寸（图 2-37）。

功能：清热解郁，理气活血。

主治：肺炎、胸膜炎、乳腺炎、乳汁不足、胸痛、咳喘、急慢性支气管炎等。

砭疗操作：点法、按法、揉法、刮法。

13. 中府

位置：胸前臂外上方，前正中线旁开 6 寸，平第 1 肋间隙（图 2-38）。

功能：清宣上焦，疏调肺气。

主治：咳嗽、胸闷、肩背痛、喉痛、腹胀。

砭疗操作：点法、按法、揉法、刮法。

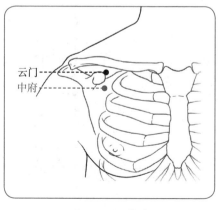

图 2-38　中府

14. 云门

位置：前正中线旁开6寸，锁骨外端下缘凹陷处（图2-39）。

功能：清热宣肺，止咳平喘。

主治：咳嗽、气喘、胸痛、胸中烦热、肩痛。

砭疗操作：点法、按法、揉法、刮法、拨法。

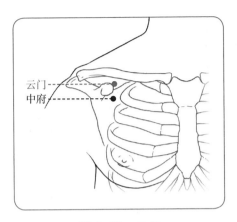

图 2-39 云门

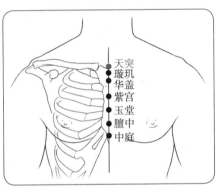

图 2-40 天突

15. 天突

位置：胸骨切迹上缘正中，上0.5寸凹陷处（图2-40）。

功能：宣肺平喘，清热利湿。

主治：咳嗽痰多、牙关紧闭、脑炎后遗症、失音、咽喉炎、扁桃体炎等。

砭疗操作：点法、按法、揉法。

16. 缺盆

位置：锁骨中点上凹陷处，直对乳头，前正中线旁开4寸（图2-41）。

功能：宽胸利膈，止咳平喘。

主治：上肢瘫痪、臂麻木、高血压、头痛、颈椎病、臂丛神经炎等。

砭疗操作：点法、按法、揉法、摩法。

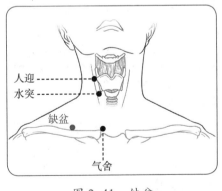

图 2-41 缺盆

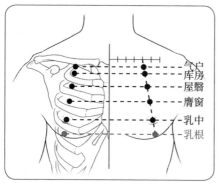

图 2-42　乳根

18. 华盖

位置：胸骨正中线上，平第 1 肋间隙（图 2-43）。

功能：宽胸利膈，清肺止咳。

主治：气喘、咳嗽、胸胁满痛、气管炎、肺气肿等。

砭疗操作：点法、按法、揉法。

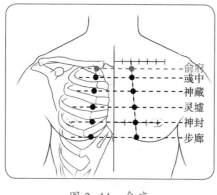

图 2-44　俞府

20. 章门

位置：第 11 肋端（图 2-45）。

功能：疏肝健脾，降逆平喘。

主治：胸胁痛、胸闷、腹胀、小儿疳积、泄泻等。

17. 乳根

位置：第 5 肋间隙，前正中线旁开 4 寸（图 2-42）。

功能：宣通乳络，活血化瘀。

主治：胸痛、咳嗽、气喘、呃逆、乳痛、乳汁少等。

砭疗操作：点法、按法、揉法。

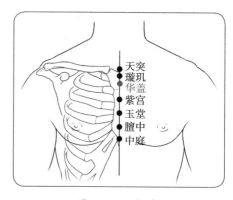

图 2-43　华盖

19. 俞府

位置：锁骨下缘，前正中线旁开 2 寸（图 2-44）。

功能：补肾纳气，祛痰定喘。

主治：咳嗽、气喘、胸痛、呕吐、腹胀等。

砭疗操作：点法、按法、揉法。

砭疗操作：点法、按法、揉法、旋法、摩法。

21. 期门

位置：第6肋间隙，乳头直下，前正中线旁开4寸（图2-46）。

功能：疏肝利胆，活血化瘀。

主治：胸胁胀痛、呕吐、腹胀、乳痈等。

砭疗操作：点法、按法、揉法、刮法。

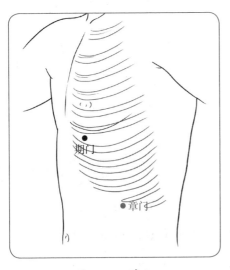

图 2-45　章门

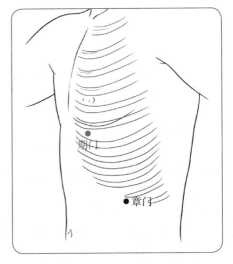

图 2-46　期门

22. 日月

位置：第7肋间隙，乳头直下前正中线旁开4寸（图2-47）。

功能：疏肝利胆，降逆止呕。

主治：肝胆疾患、胃病、膈肌痉挛等。

砭疗操作：点法、按法、揉法、刮法。

23. 京门

位置：第12肋软骨尖端（图2-48）。

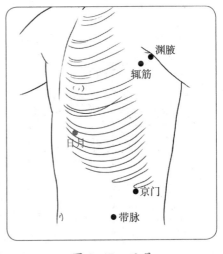

图 2-47　日月

功能：疏肝理气，清热利尿。

主治：胁肋胀痛、小便不利、水肿、腹胀、泄泻、肠鸣、呕吐、腰痛等。

砭疗操作：点法、按法、揉法、刮法。

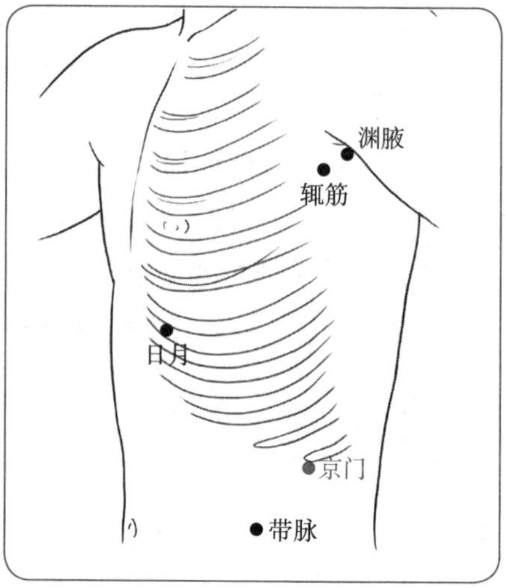

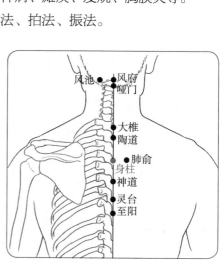

图 2-48　京门

三、背部腧穴

1. 大椎

位置：第 7 颈椎棘突下凹陷中，后正中线上（图 2-49）。

功能：益气养血，清热宁心。

主治：发烧、感冒、咳嗽、气喘、落枕、小儿惊风等。

砭疗操作：点法、按法、揉法、擦法、拍法。

2. 身柱

位置：第 3 胸椎棘突下凹陷中，后正中线上（图 2-50）。

功能：宣肺平喘，镇静安神。

主治：支气管炎、肺炎、神经及精神病、瘫痪、发烧、胸膜炎等。

砭疗操作：点法、按法、揉法、擦法、拍法、振法。

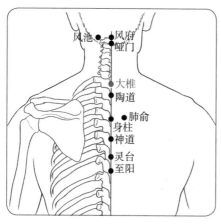

图 2-49　大椎

图 2-50　身柱

3. 神道

位置：第5胸椎棘突下凹陷中，后正中线上（图2-51）。

功能：清热散风，安神定志。

主治：心脏病、神经衰弱、癔症、心动过速、神经及精神病等。

砭疗操作：点法、按法、揉法、擦法、拍法、振法。

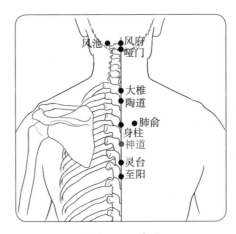

图2-51　神道

4. 灵台

位置：第6胸椎棘突下凹陷中，后正中线上（图2-52）。

功能：清热通络，止咳平喘。

主治：心脏病、精神和神经病、咳嗽、哮喘、疔疮、胆道蛔虫症、胃痛等。

砭疗操作：点法、按法、揉法、擦法、拍法、振法。

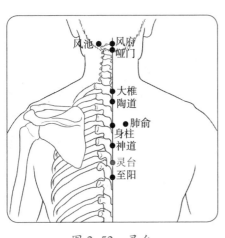

图2-52　灵台

5. 至阳

位置：第7胸椎棘突下凹陷中，后正中线上（图2-53）。

功能：宣肺止咳，清热利湿。

主治：肝炎、胆囊炎、疟疾、胃痛、胰腺炎、胆道蛔虫症、肋间神经痛等。

砭疗操作：点法、按法、揉法、擦法、拍法、振法。

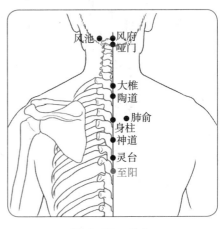

图2-53　至阳

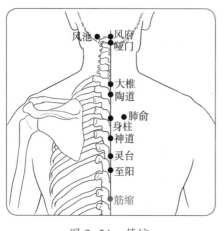

图 2-54　筋缩

7. 命门

位置：第 2 腰椎棘突下凹陷中，后正中线上（图 2-55）。

功能：舒经调气，固精壮阳。

主治：遗尿、遗精、阳痿、带下症、子宫内膜炎、盆腔炎、附件炎、头痛、脊柱炎等。

砭疗操作：点法、按法、揉法、擦法、拍法、振法。

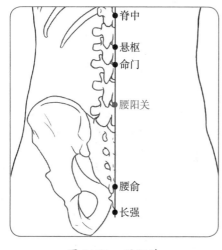

图 2-56　腰阳关

6. 筋缩

位置：第 9 胸椎棘突下凹陷中，后正中线上（图 2-54）。

功能：舒筋活络，清脑醒神。

主治：癫痫、腰背神经痛、强直性痉挛、胃肠痉挛、神经衰弱等。

砭疗操作：点法、按法、揉法、擦法、拍法、振法。

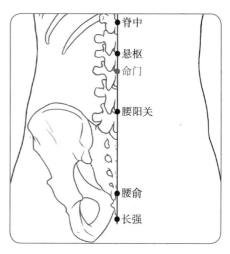

图 2-55　命门

8. 腰阳关

位置：第 4 腰椎棘突下凹陷中，后正中线上（图 2-56）。

功能：调益肾气，强壮腰脊。

主治：腰骶神经痛、下肢瘫痪、风湿性关节炎、月经不调、遗精、慢性肠炎等。

砭疗操作：点法、按法、揉法、擦法、拍法、振法。

9. 天宗

位置：肩胛冈中点与肩胛骨下角连接上 1/3 与下 2/3 交点凹陷中（图2-57）。

功能：清热散结，宽胸解郁。

主治：肩背酸痛、颈项强直、上肢冷痛等。

砭疗操作：点法、按法、揉法、刮法、擦法。

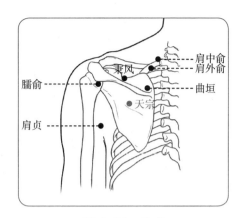

图 2-57　天宗

10. 上髎

位置：在第 1 骶后孔中（图2-58）。

功能：补益下焦，强健腰膝。

主治：肾炎、膀胱炎、遗精、阳痿、月经不调、不孕症、腰肌劳损等。

砭疗操作：点法、按法、揉法。

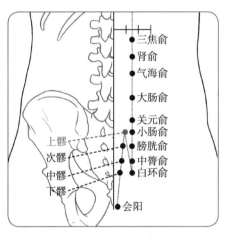

图 2-58　上髎

11. 次髎

位置：在第 2 骶后孔中（图2-59）。

功能：强健腰脊，调经止带。

主治：腰脊痛、坐骨神经痛、子宫内膜炎、月经不调、遗精、阳痿、睾丸炎等。

砭疗操作：点法、按法、揉法。

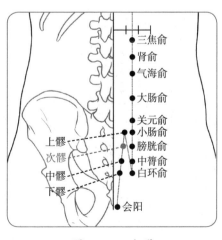

图 2-59　次髎

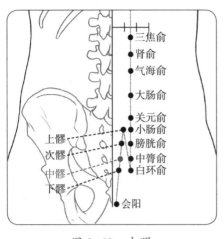

图 2-60 中髎

13. 下髎

位置：在第4骶后孔中（图 2-61）。

功能：补肾调经、疏利下焦。

主治：腰肌劳损、坐骨神经痛、肠炎、痢疾、前列腺炎、痛经、宫颈糜烂等。

砭疗操作：点法、按法、揉法。

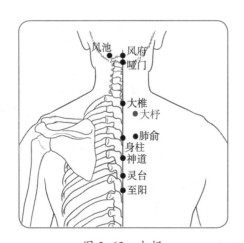

图 2-62 大杼

12. 中髎

位置：在第3骶后孔中（图 2-60）。

功能：补肾调经，清热利湿。

主治：腰骶部疼痛、泄泻、便秘、小便不利、月经不调、下肢瘫痪等。

砭疗操作：点法、按法、揉法。

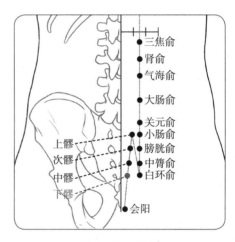

图 2-61 下髎

14. 大杼

位置：第1胸椎棘突下，后正中线旁开 1.5 寸（图 2-62）。

功能：祛风解表，和血舒筋。

主治：发热、咳嗽、项强、肩胛酸痛等。

砭疗操作：点法、按法、揉法、拨法、刮法、刺法、滚法。

15. 风门

位置：第2胸椎棘突下，后正中线旁开1.5寸（图2-63）。

功能：祛风宣肺，清热消肿。

主治：伤风、咳嗽、发热、头痛、目眩、项强、腰背痛等。

砭疗操作：点法、按法、揉法、拨法、刮法、刺法、滚法、擦法。

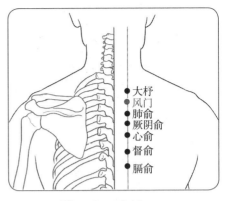

图 2-63 风门

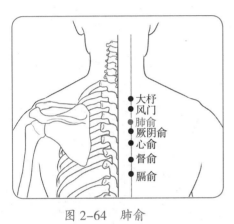

图 2-64 肺俞

16. 肺俞

位置：第3胸椎棘突下，后正中线旁开1.5寸（图2-64）。

功能：宣通肺气，清热和营。

主治：咳嗽、气喘、胸闷、胸痛、背肌劳损等。

砭疗操作：点法、按法、揉法、拨法、刮法、刺法、滚法、振法、擦法、拍法。

17. 厥阴俞

位置：第4胸椎棘突下，后正中线旁开1.5寸（图2-65）。

功能：疏肝理气，和胃止呕。

主治：牙痛、呕吐、咳嗽、胸闷、心痛、胃脘痛等。

砭疗操作：点法、按法、揉法、拨法、刮法、刺法、滚法。

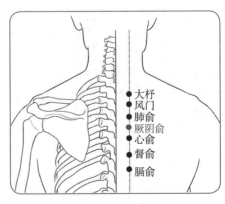

图 2-65 厥阴俞

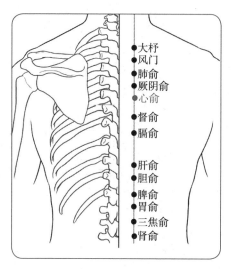

图 2-66 心俞

18. 心俞

位置：第5胸椎棘突下，后中正线旁开1.5寸（图2-66）。

功能：疏通心络，宁心安神。

主治：失眠、心痛、心悸、梦遗、盗汗等。

砭疗操作：点法、按法、揉法、拨法、刮法、刺法、滚法、擦法。

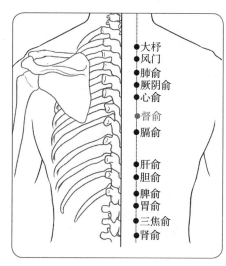

图 2-67 督俞

19. 督俞

位置：第6胸椎棘突下，后正中线旁开1.5寸（图2-67）。

功能：理气活血，疏通心脉。

主治：心脏病、腹痛、肠鸣、膈肌痉挛、脱发、皮肤病、乳腺炎等。

砭疗操作：点法、按法、揉法、拨法、刮法、刺法、滚法、擦法。

20. 膈俞

位置：第7胸椎棘突下，后正中线旁开1.5寸（图2-68）。

功能：和血理气，祛痰开膈。

主治：呕吐、噎膈、气喘、咳嗽、盗汗等。

砭疗操作：点法、按法、揉法、

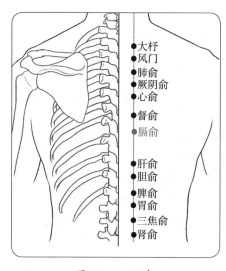

图 2-68 膈俞

刮法、刺法、滚法。

21. 肝俞

位置：第9胸椎棘突下，后正中线旁开1.5寸（图2-69）。

功能：疏肝解郁，和血安神。

主治：黄疸、胁肋痛、吐血、目赤、目眩、视物不清、脊背痛等。

砭疗操作：点法、按法、揉法、拨法、刮法、刺法、滚法。

22. 胆俞

位置：第10胸椎棘突下，后正中线旁开1.5寸（图2-70）。

功能：清泄湿热，健运中阳。

主治：胁肋痛、口苦、黄疸、胸满、肺痨等。

砭疗操作：点法、按法、揉法、拨法、刮法、刺法、滚法。

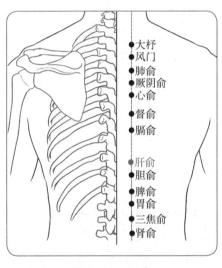

图 2-69　肝俞

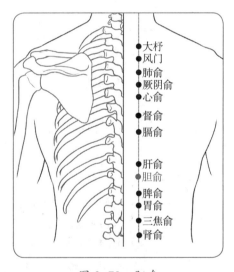

图 2-70　胆俞

23. 脾俞

位置：第11胸椎棘突下，后正中线旁开1.5寸（图2-71）。

功能：健脾利湿，和胃调中。

主治：胃脘胀痛、黄疸、呕吐、消化不良、泄泻、小儿慢惊风等。

砭疗操作：点法、按法、揉法、拨法、刮法、刺法、滚法。

24. 胃俞

位置：第 12 胸椎棘突下，后正中线旁开 1.5 寸（图 2-72）。

功能：调中和胃，化湿消滞。

主治：胃痛、腹胀、噎膈、小儿吐乳、消化不良等。

砭疗操作：点法、按法、揉法、拨法、刮法、刺法、滚法。

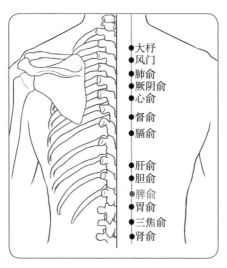

图 2-71　脾俞

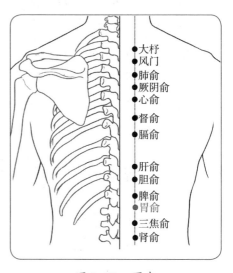

图 2-72　胃俞

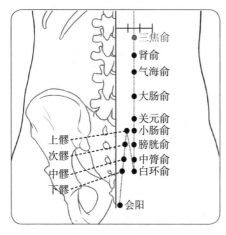

图 2-73　三焦俞

25. 三焦俞

位置：第 1 腰椎椎棘突下，后正中线旁开 1.5 寸（图 2-73）。

功能：调气利水，通利三焦。

主治：肠鸣、腹胀、呕吐、泄泻、腰背强痛等。

砭疗操作：点法、按法、揉法、拨法、刮法、刺法、滚法、擦法、拍法。

26. 肾俞

位置：第2腰椎椎棘突下，后正中线旁开1.5寸（图2-74）。

功能：补肾益气，聪耳明目。

主治：肾虚、腰痛、遗精、阳痿、早泄、月经不调、带卞症等。

砭疗操作：点法、按法、揉法、拨法、滚法、摩法、擦法。

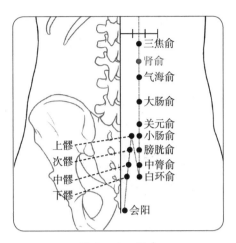

图 2-74　肾俞

27. 气海俞

位置：第3腰椎椎棘突下，后正中线旁开1.5寸（图2-75）。

功能：调补气血，通经活络。

主治：腰痛、痔漏、痛经、月经不调、腿膝不利等。

砭疗操作：点法、按法、揉法、拨法、刮法、刺法、滚法。

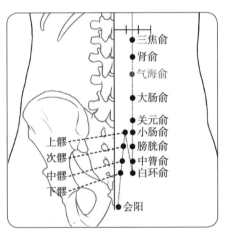

图 2-75　气海俞

28. 大肠俞

位置：第4腰椎椎棘突下，后正中线旁开1.5寸（图2-76）。

功能：疏调二肠，理气化滞。

主治：腰腿痛、腰肌劳损、腹痛、腹胀、泄泻、痢疾、便秘、痔漏等。

砭疗操作：点法、按法、揉法、拨法、刮法、刺法、滚法。

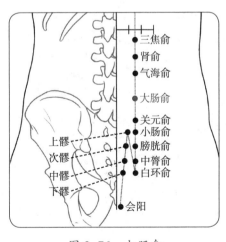

图 2-76　大肠俞

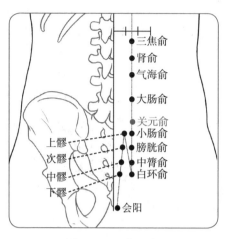

图 2-77　关元俞

30. 膀胱俞

位置：平第 2 骶后孔，骶正中嵴旁开 1.5 寸（图 2-78）。

功能：补肾调经，调理下焦。

主治：小便不利、遗尿、泄泻、便秘、腰背强痛、遗精。

砭疗操作：点法、按法、揉法、刮法、刺法、擦法。

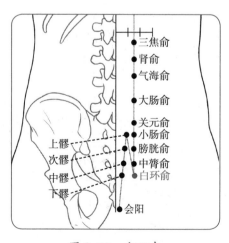

图 2-79　白环俞

29. 关元俞

位置：第 5 腰椎椎棘突下，后正中线旁开 1.5 寸（图 2-77）。

功能：补肾调经，调理下焦。

主治：腰痛、泄泻、遗尿、小便不利等。

砭疗操作：点法、按法、揉法、刮法、刺法、擦法。

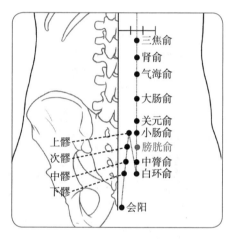

图 2-78　膀胱俞

31. 白环俞

位置：平第 4 骶骨后孔，骶正中嵴旁开 1.5 寸（图 2-79）。

功能：清热利湿，疏调下焦。

主治：坐骨神经痛、腰骶痛、子宫内膜炎、盆腔炎、肛门疾患等。

砭疗操作：点法、按法、揉法、刮法、刺法、擦法。

32. 肩中俞

位置：第7颈椎棘突下，后正中线旁开2寸（图2-80）。

功能：清热明目，止咳平喘。

主治：咳嗽、哮喘、肩背痛、肩背风湿、颈椎病。

砭疗操作：点法、按法、揉法、拨法、刮法、擦法。

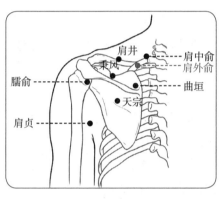

图2-80 肩中俞

图2-81 肩外俞

33. 肩外俞

位置：第1胸椎棘突下，后正中线旁开3寸（图2-81）。

功能：通络利节，散寒止痛。

主治：咳嗽、肩背痛、颈椎病、肩周炎、上肢疾患。

砭疗操作：点法、按法、揉法、拨法、刮法、擦法。

34. 阳纲

位置：第10胸椎棘突下，后正中线旁开3寸（图2-82）。

功能：清热利胆，和中化湿。

主治：肝胆疾病、蛔虫症、胃肠痉挛、消化不良。

砭疗操作：点法、按法、揉法、拨法、刮法、擦法。

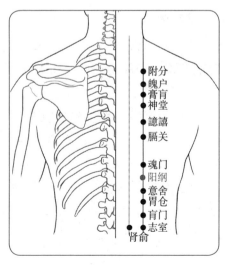

图2-82 阳纲

35. 天髎

位置：肩胛骨上角骨际凹陷中（图2-83）。

功能：通经活络，疏筋利节。

主治：颈部、肩部疾病。

砭疗操作：点法、按法、揉法、拨法、刮法、擦法。

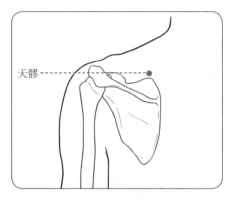

图 2-83　天髎

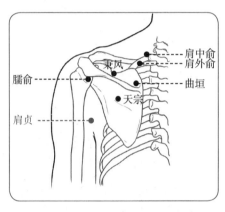

图 2-84　肩贞

36. 肩贞

位置：肩关节后下方，腋后纹尽端上1寸处（图2-84）。

功能：清热开窍，活血化瘀。

主治：耳鸣、耳聋、肩胛痛、上肢麻痹与疼痛。

砭疗操作：点法、按法、揉法、拨法、刮法、擦法。

37. 肩髃

位置：上肩平举时，肩部出现两个凹陷，于前方凹陷处取之（图2-85）。

功能：通经活络，利节止通

主治：中风偏瘫、肩关节痛、肩周炎、上肢疾病。

砭疗操作：点法、按法、揉法、刺法。

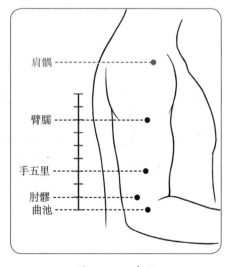

图 2-85　肩髃

四、上肢腧穴

1. 极泉

位置：腋窝正中（图 2-86）。

功能：理气活血，消瘀散结。

主治：胸闷、胁肋痛、心痛、心悸、臂肘冷麻等。

砭疗操作：点法、按法、揉法、振法。

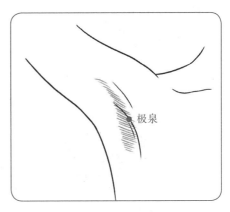

图 2-86　极泉

2. 尺泽

位置：肘横纹上，肱二头肌腱桡侧缘凹陷中（图 2-87）。

功能：清泄肺热，利咽止痛。

主治：肘臂挛痛、咳嗽、胸胁胀满、咽喉痛。

砭疗操作：点法、揉法、刺法。

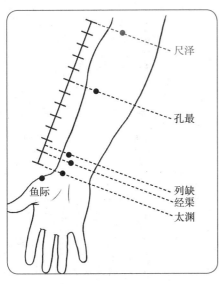

图 2-87　尺泽

3. 曲泽

位置：肘横纹中，肱二头肌腱尺侧缘凹陷中（图 2-88）。

功能：清肺和胃，利气止痛。

主治：心痛、心悸、呕吐、胃痛、泄泻、热病、烦渴、咳嗽、肘臂挛痛。

砭疗操作：点法、按法、揉法、刺法。

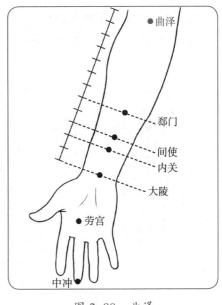

图 2-88　曲泽

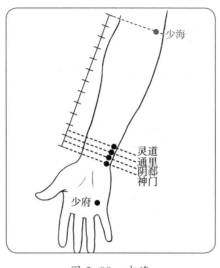

图 2-89　少海

4. 少海

位置：屈肘，肘横纹内端与肱骨内上髁连线之中点（图 2-89）。

功能：活血行气，宁心安神。

主治：心痛、肘臂挛痛、目眩、头项痛、腋胁痛、暴喑、痫证等。

砭疗操作：点法、按法、揉法。

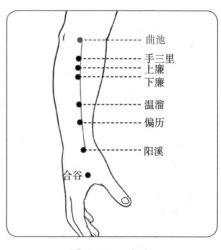

图 2-90　曲池

5. 曲池

位置：屈肘侧掌成直角，肘横纹外侧端凹陷中（图 2-90）。

功能：疏风解表，调气和血。

主治：发热、牙痛、咽喉肿痛、手臂肿痛、肘痛、高血压。

砭疗操作：按法、点法、揉法、刺法。

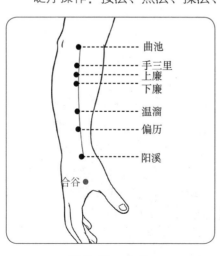

图 2-91　合谷

6. 合谷

位置：第 2 掌骨桡侧的中点处（图 2-91）。

功能：清热散风，安神定惊。

主治：头痛、牙痛、咽喉肿痛、手臂肿痛、指挛、口眼歪斜、便秘、经闭。

砭疗操作：按法、点法、揉法。

7. 阴郄

位置：腕横纹上 0.5 寸，尺侧腕屈肌腱的桡侧缘（图 2-92）。

功能：通经活络，清心宁神。

主治：心痛、惊悸、骨蒸盗汗、吐血、衄血、暴喑、喉痹等。

砭疗操作：点法、按法、揉法。

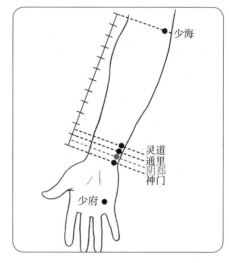

图 2-92　阴郄

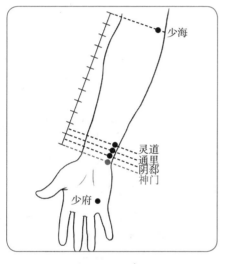

图 2-93　神门

砭疗操作：点法、按法、揉法。

9. 通里

位置：腕横纹上 1 寸，尺侧腕屈肌腱的桡侧缘（图 2-94）。

功能：宁心安神、息风和营。

主治：心悸、怔忡、头晕、咽痛、暴喑、舌强不语、腕臂痛等。

砭疗操作：点法、按法、揉法。

8. 神门

位置：腕横纹尺侧端，尺侧腕屈肌腱的桡侧缘（图 2-93）。

功能：泻热清心，镇静宁神。

主治：心痛、惊悸、怔忡、失眠、健忘、癫痫、遗溺、喘逆等。

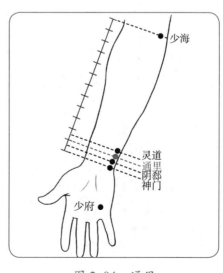

图 2-94　通里

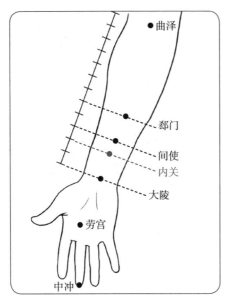

图 2-95　内关

11. 外关

位置：腕背横纹上 2 寸，尺骨与桡骨间隙中点（图 2-96）。

功能：理气活血，清热散风。

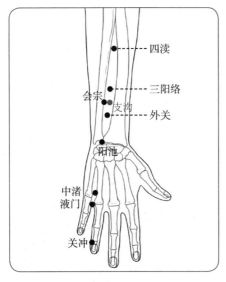

图 2-97　支沟

10. 内关

位置：肘横纹上 2 寸，掌长肌腱与桡侧腕屈肌腱之间（图 2-95）。

功能：理气宽胸，宁心安神。

主治：心痛、心悸、胸闷、胃痛、呕吐、神志失常、失眠、偏头痛。

砭疗操作：点法、按法、揉法。

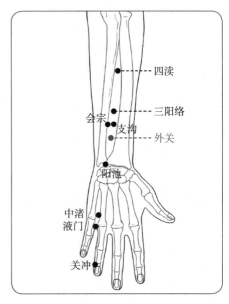

图 2-96　外关

主治：热病、头痛、肘臂手指痛、屈伸不利。

砭疗操作：点法、按法、揉法。

12. 支沟

位置：腕背横纹上 3 寸，尺骨与桡骨间隙中点（图 2-97）。

功能：清热开窍，通调肠胃。

主治：耳鸣、耳聋、暴喑、胁肋痛、便秘。

砭疗操作：点法、按法、揉法。

13. 阳谷

位置：腕背横纹尺侧端，尺骨茎突前凹陷中（图2-98）。

功能：清热散风，通经止痛。

主治：头痛、目眩、牙痛、耳鸣、耳聋、热病、腕痛。

砭疗操作：点法、按法、揉法。

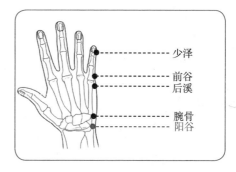

图 2-98　阳谷

14. 少泽

位置：小指尺侧，指甲角旁约0.1寸。（图2-99）

功能：通经开窍、活络利乳。

主治：发热、中风昏迷、心痛、乳少、咽喉肿痛等。

砭疗操作：一般用刺法操作。

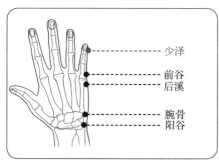

图 2-99　少泽

15. 中冲

位置：中指尖端中央（图2-100）。

功能：开窍苏厥，清心退热。

主治：心痛、中风昏迷、舌强不语，热病、舌下肿痛、小儿夜啼、中暑、昏厥。

砭疗操作：刺法。

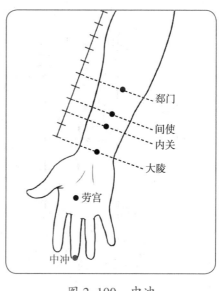

图 2-100　中冲

五、下肢腧穴

1. 足三里

位置：犊鼻穴（髌韧带外侧凹陷中）下3寸，胫骨前嵴外一横指处。

功能：健脾和胃，扶正培元。

主治：胃痛、呕吐、腹泻、便秘、下肢萎痹、膝胫酸痛、疳积、乳痈、虚痨。

砭疗操作：点法、按法、揉法。

2. 上巨虚

位置：足三里穴下3寸（图2-102）。

功能：理脾和胃，疏调理气。

主治：腹泻、便秘、胫前挛痛、下肢瘫痪、脚弱无力。

砭疗操作：点法、按法、揉法、拨法、刮法、刺法。

3. 下巨虚

位置：上巨虚穴下3寸（图2-103）。

功能：调理肠胃，清热利湿。

主治：小腹疼痛、泄泻、痢下脓血、腰脊痛、乳痈、下肢痿痹、足跟痛。

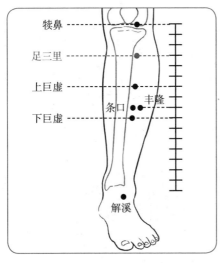

图 2-101　足三里

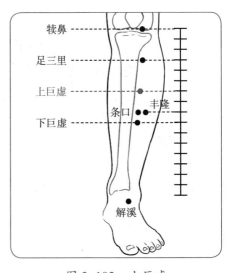

图 2-102　上巨虚

砭疗操作：点法、按法、揉法、拨法、刮法、刺法。

4. 丰隆

位置：小腿前外侧，犊鼻与外侧踝尖连线的中点（图 2-104）。

功能：健脾利湿，和胃化痰。

主治：头痛、咽痛、咳嗽、痰多、肢肿、便秘、癫狂痫。

砭疗操作：点法、按法、揉法、拨法、刮法、刺法。

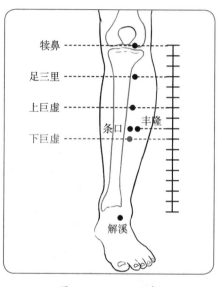

图 2-103　下巨虚

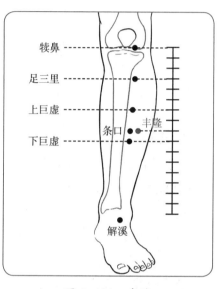

图 2-104　丰隆

5. 内庭

位置：足背第 2、3 趾间缝纹端
（图 2-105）。

功能：清降胃气，和肠化痰。

主治：牙痛、咽喉肿痛、胃痛、吐酸、腹胀、泄泻、便秘。

砭疗操作：该穴对于胃热证效果较好，一般选用刺法。

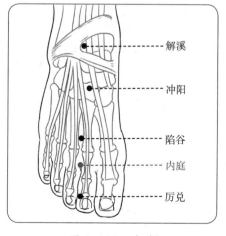

图 2-105　内庭

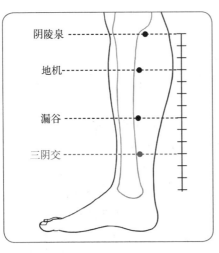

图 2-106　三阴交

7. 地机

位置：阴陵泉（胫骨内侧踝下缘凹陷中）直下 3 寸（图 2-107）。

功能：和脾理血，调理胞宫。

主治：腹痛、泄泻、水肿、小便不利、遗精。

砭疗操作：点法、按法、揉法、抹法。

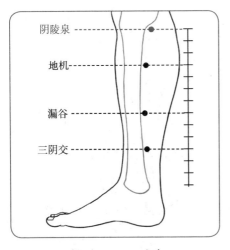

图 2-108　阴陵泉

6. 三阴交

位置：内踝尖上 3 寸，胫骨内侧缘后际（图 2-106）。

功能：调和脾胃，分利湿热。

主治：失眠、腹胀纳呆、遗尿、小便不利、阳痿、遗精、崩漏、带下。

砭疗操作：点法、按法、揉法、抹法。

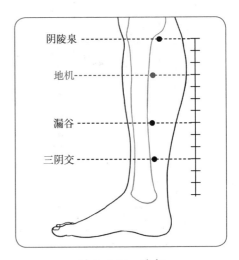

图 2-107　地机

8. 阴陵泉

位置：胫骨内侧踝下缘凹陷中（图 2-108）。

功能：清热化湿，疏调三焦。

主治：腹胀、泄泻、膝关节酸痛、小便不利、月经不调、赤白带下。

砭疗操作：点法、按法、揉法。

9. 血海

位置：屈膝，髌骨内上缘上 2 寸
（图 2-109）。

功能：调气和血，宣通下焦。

主治：月经不调、痛经、经闭、
膝痛。

砭疗操作：点法、按法、揉法、
拨法、旋法、刮法、拍法。

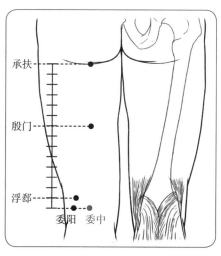

图 2-110　委中

11. 承山

位置：腓肠肌两肌腹之间凹陷的
顶端（图 2-111）。

功能：舒筋和血，和肠疗痔。

主治：腰腿痛、腓肠肌痉挛、痔
疾便秘、疝气、脚气。

砭疗操作：点法、按法、揉法、
刮法、刺法、拍法、擦法。

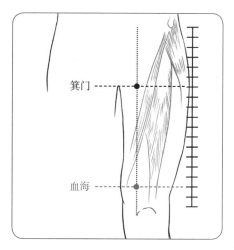

图 2-109　血海

10. 委中

位置：腘窝横纹中点（图
2-110）。

功能：疏导腰膝，清泄血热。

主治：腰痛、膝关节屈伸不利、
半身不遂、腹痛、吐泻、小便不利。

砭疗操作：点法、按法、揉法、
刺法。

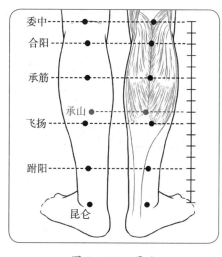

图 2-111　承山

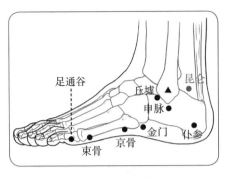

图 2-112　昆仑

12. 昆仑

位置：外踝高点与跟腱间凹陷中（图 2-112）。

功能：疏导经气，健腰强肾。

主治：腰痛、头痛、项强、目眩、鼻衄、踝关节扭伤。

砭疗操作：点法、按法、揉法。

13. 涌泉

位置：屈足卷趾时足心最凹陷中；约当足底第 2、3 趾蹼缘与足跟连线的前 1/3 与后 2/3 交点凹陷中（图 2-113）。

功能：滋阴降火，宁神苏厥。

主治：头顶痛、眩晕、昏厥、失眠、小儿发热惊风、便秘。

砭疗操作：点法、按法、揉法、擦法。

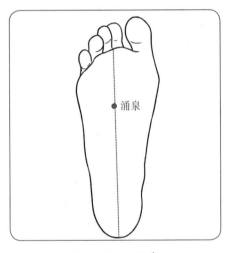

图 2-113　涌泉

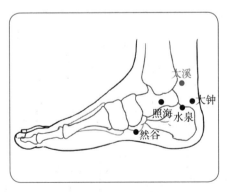

图 2-114　太溪

14. 太溪

位置：内踝尖与跟腱之间的凹陷中（图 2-114）。

功能：滋阴清热，益肾补虚。

主治：喉痛、牙痛、不寐、遗精、阳痿、月经不调、小便频数、腰痛。

砭疗操作：点法、按法、揉法。

15. 居髎

位置：髂前上棘与股骨大转子高点连线的中点处（图 2-115）。

功能：疏肝健脾，清热利湿。

主治：腰腿痛、髋关节酸痛、疝气。

砭疗操作：点法、按法、揉法。

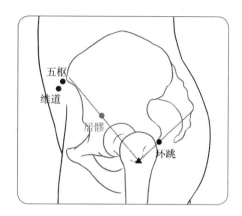

图 2-115　居髎

16. 环跳

位置：股骨大转子高点与骶管裂孔连线的外 1/3 与内 2/3 交界处（图 2-116）。

功能：祛风除湿，舒筋利节。

主治：腰腿痛、偏瘫、痔疾、带下。

砭疗操作：点法、按法、揉法、滚法、旋法。

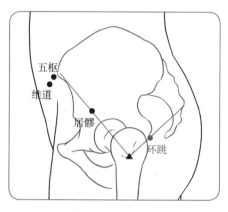

图 2-116　环跳

17. 风市

位置：大腿外侧中间，横纹水平线上 7 寸，患者以掌心贴于腿外，中指尖下是该穴（图 2-117）。

功能：活血通络，祛风散寒。

主治：偏瘫、膝关节酸痛、遍身瘙痒、脚气。

砭疗操作：点法、按法、揉法、刮法、拍法。

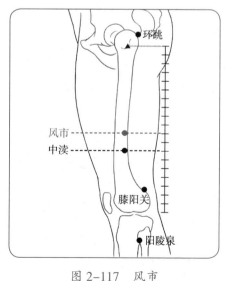

图 2-117　风市

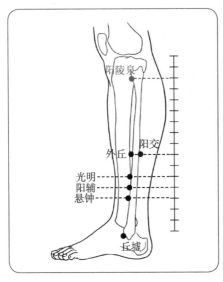

图 2-118　阳陵泉

18. 阳陵泉

位置：腓骨小头前下方凹陷中（图 2-118）。

功能：祛风除湿，健骨强筋。

主治：膝关节酸痛、胁肋痛、下肢痿痹、麻木。

砭疗操作：点法、按法、揉法、刺法、刮法。

19. 悬钟（绝骨）

位置：外踝高点上 3 寸，腓骨前缘（图 2-119）。

功能：通经活络，强筋健骨。

主治：头痛、项强、下肢酸痛。

砭疗操作：点法、按法、揉法、刮法。

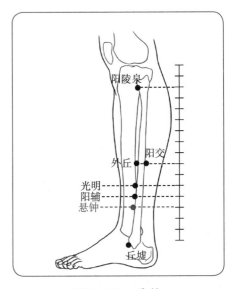

图 2-119　悬钟

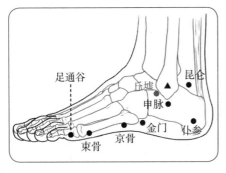

图 2-120　丘墟

20. 丘墟

位置：外踝前下方，趾长伸肌腱外侧凹陷中（图 2-120）。

功能：通络利节，疏肝利胆。

主治：踝关节痛、胸胁痛。

砭疗操作：点法、按法、揉法、刺法。

21. 足临泣

位置：第4、5跖骨底结合部的前方，第5趾长伸肌腱外侧凹陷中（图2-121）。

功能：泻火息风，明目聪耳。

主治：头痛、目眩、瘰疬、胁肋痛、足跗肿痛、足趾挛痛。

砭疗操作：点法、按法、揉法、刺法。

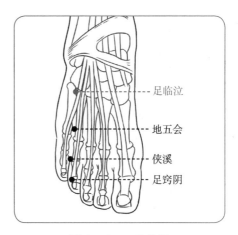

图2-121 足临泣

22. 大敦

位置：大趾末节外侧趾甲角旁约0.1寸（图2-122）。

功能：疏肝理气，回阳救逆。

主治：疝气、遗尿、经闭、崩漏、癫痫。

砭疗操作：刺法。

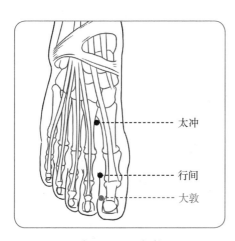

图2-122 大敦

23. 行间

位置：足背，第1、2趾间缝纹端（图2-123）。

功能：调经固冲，清肝明目。

主治：头痛、目眩、目赤肿痛、口喝、痛经、带下、中风、足跗疼痛。

砭疗操作：点法、按法、揉法。

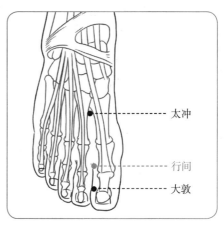

图2-123 行间

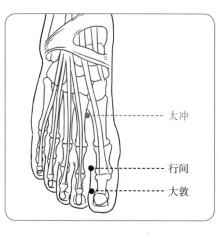

图 2-124　太冲

25. 阴包

位置：股骨内上髁4寸，缝匠肌后缘（图2-125）。

功能：疏肝益肾，清热通络。

主治：小腹痛、阳痿、遗精、遗尿、小便不利、月经不调。

砭疗操作：点法、按法、揉法。

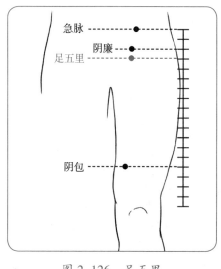

图 2-126　足五里

24. 太冲

位置：足背，第1、2跖骨结合部之前凹陷中（图2-124）。

功能：疏肝解郁，平肝息风。

主治：头痛、眩晕、胁痛、遗尿、小便不利、月经不调。

砭疗操作：点法、按法、揉法、刮法。

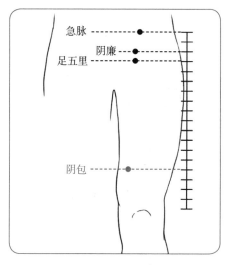

图 2-125　阴包

26. 足五里

位置：耻骨联合上缘中点处旁开2寸，直下3寸（图2-126）。

功能：清热利湿，固尿止遗。

主治：小腹痛、小便不利、遗尿、睾丸肿痛。

砭疗操作：点法、按法、揉法。

27. 阴廉

位置：足五里穴上1寸（图 2-127）。

功能：疏肝理气，清热除湿。

主治：月经不调、带下、小腹痛。

砭疗操作：点法、按法、揉法。

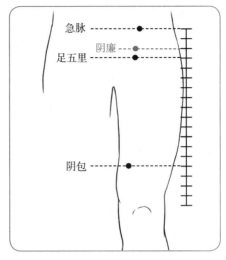

图 2-127 阴廉

六、经外奇穴

1. 太阳

位置：眉梢与目外眦之间的后约1寸处凹陷中（图 2-128）。

功能：清头明目。

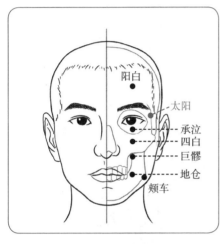

图 2-128 太阳

主治：头痛、感冒、目眩、目赤肿痛、口眼歪斜、牙痛。

砭疗操作：点法、按法、揉法、刮法。

2. 夹脊

位置：第1腰椎至第5腰椎，各椎棘突下旁开0.5寸（图 2-129）。

功能：通利关节，调整脏腑。

主治：脊椎疼痛强直、脏腑疾患等。

砭疗操作：点法、按法、揉法、

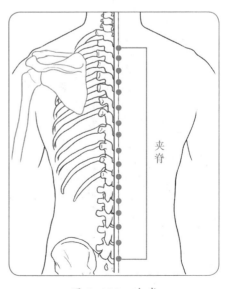

图 2-129 夹脊

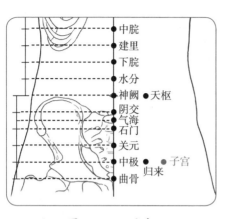

图 2-130　子宫

旋法、摩法。

4. 血压点

位置：第 6、7 颈椎棘突之间旁开 2 寸（图 2-131）。

功能：调节血压。

主治：高血压、低血压。

砭疗操作：点法、按法、揉法、刮法、推法、滚法。

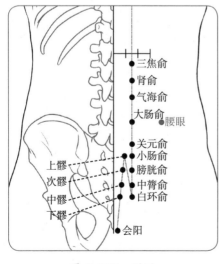

图 2-132　腰眼

拨法、刮法、拍法、推法、滚法、叩法。

3. 子宫

位置：脐下 4 寸，前正中线旁开 3 寸（图 2-130）。

功能：升提下陷，调经和血。

主治：子宫脱垂、月经不调、痛经、崩漏、疝气、腰痛。

砭疗操作：点法、按法、揉法、

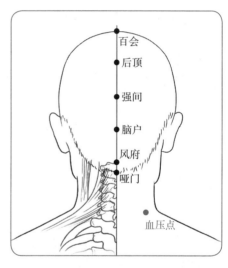

图 2-131　血压点

5. 腰眼

位置：第 4 腰椎棘突下旁开 3.5 寸凹陷处（图 2-132）。

功能：壮腰补肾。

主治：带下、腰痛、尿频、消渴、虚劳、月经不调。

砭疗操作：点法、按法、揉法、拨法、拍法、叩法、滚法。

6. 胆囊

位置：腓骨小头直下 2 寸（图 2-133）。

功能：疏肝利胆，清热利湿。

主治：急慢性胆囊炎、胆石症、胆道蛔虫症、胆绞痛、胁痛、下肢痿痹。

砭疗操作：点法、按法、揉法、刺法。

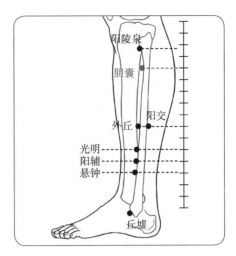

图 2-133　胆囊

7. 利尿

位置：脐下 2.5 寸（图 2-134）。

功能：清利下焦。

主治：癃闭、淋证、血尿、遗尿、腹痛泄泻、痢疾。

砭疗操作：点法、按法、揉法、旋法、摩法。

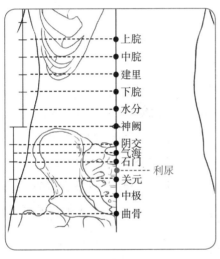

图 2-134　利尿

8. 阑尾

位置：小腿外侧，髌韧带外侧凹陷下 5 寸，胫骨前嵴外一横指（图 2-135）。

功能：调肠腑，通积滞。

主治：急慢性阑尾炎、急慢性肠炎、胃脘疼痛、消化不良、下肢痿痹、胃下垂。

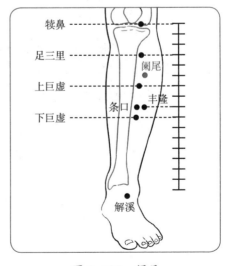

图 2-135　阑尾

砭疗操作：点法、按法、揉法、刺法。

9. 定喘

位置：第 7 颈椎棘突处旁开 0.5 寸处（图 2-136）。

功能：理气宣肺，止咳定喘。

主治：哮喘、咳嗽、落枕、瘾疹。

砭疗操作：点法、按法、揉法、拨法、刮法。

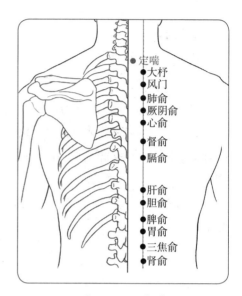

图 2-136　定喘

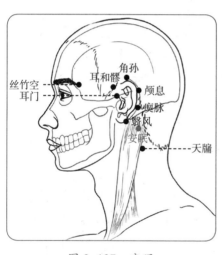

图 2-137　安眠

10. 安眠

位置：风池穴（乳突前下方，平耳垂后下缘的凹陷中）和翳风穴（项后枕骨下两侧，胸锁乳突肌与斜方肌之间凹陷中）连线的中点（图 2-137）。

功能：镇静安神。

主治：失眠、眩晕、头痛、心悸、癫狂烦躁。

砭疗操作：点法、按法、揉法。

第二章

砭石治疗篇

第一节　脏腑经络病

一、感冒

感冒（包括流感）又称伤风，是由多种病毒、细菌引起的常见的上呼吸道传染病，男女老少均易感染，四季皆可发生，尤以冬、春季气候骤变时为多，在受寒、淋雨、少眠、过劳、不适等正气抵御不住病邪的情况下诱发。主要表现为鼻塞、流涕、喷嚏、咽痒、咽痛、咳嗽、头痛、周身酸痛、乏力、恶寒、发热等。

【病因病机】

本病在中医学中属于"伤风""感冒"范畴。多由于一时性的正气虚弱，肺卫失调，或衣着不慎，而感受风邪所致。"风为百病之长"，每多兼挟，尤以挟寒、挟热之挟居多，或挟时疫之气，侵袭人体，乘人体防御能力不足，卫气不固之时，侵袭肺卫皮毛而致病。临床症状以风寒、风热者居多，尚有挟暑、挟湿之患者。又因为患者感受的病邪不同、体质强弱及邪之轻重也不同，在症候上有伤风、风寒感冒，风热感冒和时行感冒（即流行性感冒）之分。

【辨证】

本病临床上常见 3 种类型。

1. 风寒证

临床表现：恶寒重，发热轻，鼻流清涕，咽痒，无汗，咳痰稀白，舌苔薄白，脉浮紧。

证候分析：风寒外袭肌表，邪气侵入皮毛，寒为阴邪，卫阳被郁，故症见恶寒重、发热轻。风寒上受，肺气不宣而致鼻流清涕、咽痒、咳痰稀白。风寒在表，脉浮紧，寒而苔薄白。

2. 风热证

临床表现：发热较重，微恶风寒，鼻流黄浊涕，咽痛，汗出，咳痰黄稠，舌苔薄黄，脉浮数。

证候分析：风袭于人，风热为阳邪，风热袭表，皮毛疏泄失度，故见发热较重，微恶风寒。风热犯肺，故见鼻流黄浊涕、咽痛、咳痰黄稠。苔薄黄、脉浮数均为风热之征。

3. 暑湿证

临床表现：身热，微恶风，汗少，鼻流浊涕，或口中黏腻，头重，胸闷，泛恶，苔腻，脉濡数。

证候分析：盛夏感冒，感受当令之暑邪，暑湿并重，暑湿伤表，表卫不和，故身热、微恶风、汗少；风暑加湿，上犯清空，头重；暑热犯肺，肺气不清，故见鼻流浊涕，或口中黏腻；湿热中阻，气机不展而胸闷，泛恶。苔腻，脉濡数均为暑湿夹热之征。若感受非时之邪，且发病急、病情重，并有传染性，可引起暴发或大流行，故称"流行性感冒"，古称"时行感冒"。

【砭石治疗】

1. 治则　祛风散邪，宣降肺气。

2. 操作方法

a. 用砭板尾端刺风府、大椎、肩井、曲池、合谷、尺泽、列缺、足三里（图3-1至图3-6）。

b. 用砭具揉患者背部膀胱经，旋后颈根及两肩胛之间部位使其发热。

c. 用砭板刮头部枕骨至肩胛骨下沿横线处。

d. 用砭板拍小臂内侧。

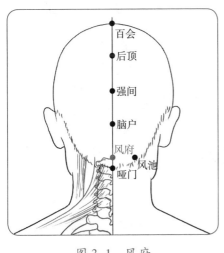

图 3-1　风府

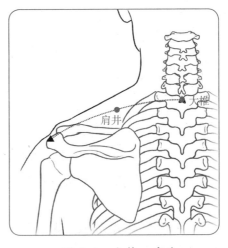

图 3-2　大椎、肩井

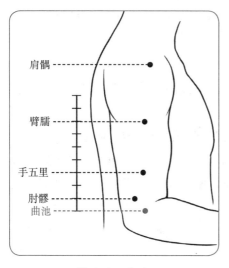

图 3-3　曲池

肩髃
臂臑
手五里
肘髎
曲池

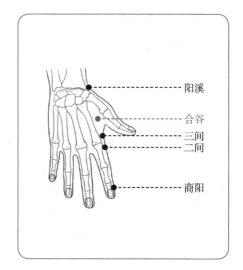

图 3-4　合谷

阳溪
合谷
三间
二间
商阳

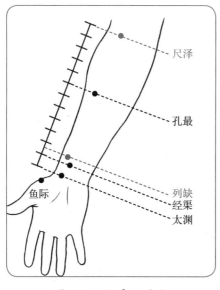

图 3-5　尺泽、列缺

尺泽
孔最
鱼际
列缺
经渠
太渊

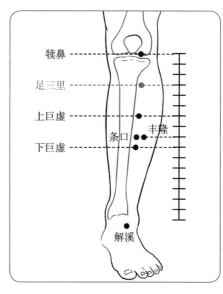

图 3-6　足三里

犊鼻
足三里
上巨虚
条口　丰隆
下巨虚
解溪

e. 用砭板重刮小臂内侧，从肘窝至腕部。

f. 用加热砭板以大椎穴为中心做温法。

3. 方义

风府为督脉穴，是治风要穴。督脉为阳脉之海，主表，故刺风府穴有散风解表的作用。大椎为督脉穴，故刺大椎有解表的作用。曲池为大肠经穴、合谷为大肠经原穴，大肠与肺相表里，列缺为肺经络穴，原络配穴，诸穴合用有祛风宣肺之功。尺泽为肺经合穴，合治内府，足三里为胃经合穴，健脾和胃，增强机体免疫力。人的背腰部正中是督脉，向两侧旁开 5 寸是 28 对华佗夹脊穴。棘突两侧旁开 1.5 寸和 3 寸、从上至下贯穿背腰部的 4 条线是足太阳膀胱经。五脏六腑之气输注到背部的重要穴位叫俞穴，这些俞穴都分布在膀胱经上。国外最新研究成果证实：人的背部有大团的免疫细胞平时处于休眠状态。用砭板经常刮拭背腰部能激活、调动背部的免疫细胞，并可扶正祛邪，调达脏腑之经气，促进气血的运行，从而调治人的呼吸系统、心血管系统、泌尿生殖系统的疾病。正是：经常刮后背，简便又易会，防病且治病，活到一百岁。

二、支气管炎

本病属于中医学的"咳嗽""痰饮""咳喘"范畴。中医虽无急性气管—支气管炎的病名，但其临床表现与中医文献中的"外感咳嗽"非常接近。急性支气管炎为外邪侵袭肺、肺失宣肃、气道不利、肺气上逆所致。慢性支气管炎则多因肺脏虚弱或他脏有病累及于肺，使肺之宣肃功能失常而发病。

【病因病机】

本病的致病原因虽多，俱概而言之不外外感与内伤两端。外感为六淫外邪侵袭肺系，多因肺的卫外功能减退或失调，以致在天气冷热失常，气候突变的情况下，六淫外邪从口鼻而入，或从皮毛而受；内伤主要是脏腑功能失调，主要指肺脏功能失调，肺卫不固，外邪易侵，内外合邪而为病。

【辨证】

本病临床分为以下几个证型。

1. 外感咳嗽

（1）风寒袭肺

临床表现：咳嗽声重，气急，咽痒，咳痰稀薄色白，常伴鼻塞，流清涕，头痛，肢体酸痛，恶寒发热，无汗等表证。

证候分析：风寒袭肺，肺气壅塞不得宣通，故咳嗽声重，气急；风寒上受，肺窍不利，则鼻塞、流清涕、咽痒；寒邪郁肺，气不布津，凝聚为痰，故咳痰稀薄色白；风寒外袭肌腠，故伴有头痛、肢体酸痛、恶寒发热、无汗等表证。

（2）风热犯肺

临床表现：咳嗽频剧，气粗或咳声嘶哑，喉燥咽痛，咯痰不爽，痰黏稠或稠黄，咳时汗出，常伴鼻流黄涕、口渴、头痛、肢楚、恶风、身热等表证，舌苔薄黄，脉浮数。

证候分析：风热犯肺，肺失清肃，而咳嗽频剧，气粗或咳声嘶哑；肺热伤津，则口渴，喉燥咽痛；肺热内郁，蒸液成痰，故咳痰不爽，痰黏稠或稠黄，鼻流黄涕；风热犯表，卫表不和，而见汗出等表热证。苔薄黄，脉浮数皆属风热在表之征。

（3）风燥伤肺

临床表现：干咳，连声作呛，咽痒，咽喉干痛，鼻唇干燥，无痰或痰少而黏连成丝，不易咯出，或痰中带有血丝，口干，初起或伴鼻塞、头痛、微寒、身热等症，舌苔薄白或薄黄，脉浮数。

证候分析：风燥伤肺，肺失清润，故见干咳，连声作呛；燥热灼津，则咽痒、咽喉干痛、鼻唇干燥、无痰或痰少而黏连成丝，不易咯出；燥热伤肺，肺络受损，故痰中带有血丝；舌苔薄白或薄黄、脉浮数均属燥热之征。

2. 内伤咳嗽

（1）痰湿蕴肺

临床表现：咳嗽反复发作，咳声重浊，痰多，因痰而咳，痰出咳止，痰黏腻或稠厚成块，色白或带灰色，早晨或食后则咳甚痰多，进甘甜油腻食物加重，胸闷，脘痞呕恶，食少，体倦，大便时溏，舌苔白腻，脉象濡滑。

证候分析：脾湿生痰，上渍于肺，壅恶肺气，故咳嗽反复发作、咳声重浊，痰多，痰黏腻或稠厚成块；脾运不健，故进甘甜油腻食物反助湿生痰，湿痰中阻，则胸闷、脘痞呕恶；脾气虚弱，故食少、体倦、大便时溏；舌苔白腻、脉象濡滑均为痰湿内盛之征。

（2）肝火犯肺

临床表现：上气咳逆阵作，咳时面赤，咽干，常感痰滞咽喉，咯之难出，量少质黏，或痰如絮条，胸胁胀气，咳时引痛，口干苦，症状可随情绪波动而变化，舌苔薄黄少津，脉象弦数。

证候分析：肝气郁结化火，上逆侮肺，肺失肃降，以致上气咳逆阵作；肝火上炎，故咳时面赤、咽干、口苦；木火刑金，炼液成痰，则痰滞咽喉、咯之难出、量少质黏、痰如絮条；肝脉布两胁，上注于肺，肝肺络气不和，故胸胁胀气、咳时引痛；舌苔脉象均为肝火肺热之征。

【砭石治疗】

1. 治则　宣降肺气，化痰止咳。

2. 操作方法

a. 温法：将砭具加热后放在背部和前胸做温法。

b. 刮法：用砭具在颈后、背部及前胸做刮法。

c. 点刺法：用砭具点刺肺俞、定喘、膏肓、肾俞、天突、膻中、气海、关元、列缺、尺泽、足三里、丰隆（图 3-7 至图 3-11）。

d. 按揉法：用砭具揉按患者背部。

3. 方义

肺位于胸腔，将砭具加热后放在胸背部，能温肺止咳。在颈后、

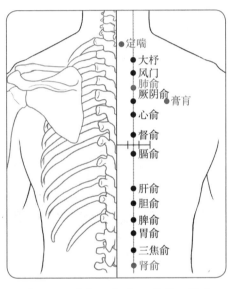

图 3-7　肺俞、定喘、膏肓、肾俞

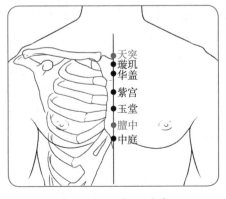

图 3-8　天突、膻中

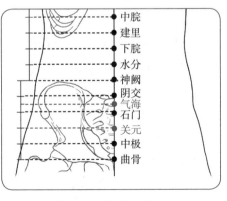

图 3-9　气海、关元

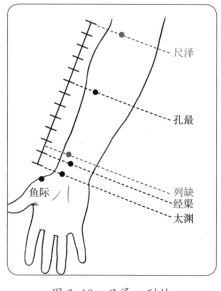

图 3-10　尺泽、列缺

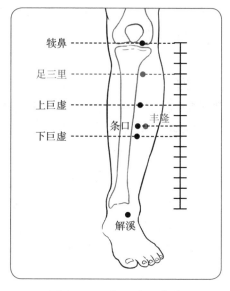

图 3-11　足三里、丰隆

背部及前胸做刮法，能清除肺邪。肺俞、肾俞为肺肾的背俞穴，能补肺肾之气。定喘为治咳喘经验穴。膏肓能补虚理肺止咳。膻中宽胸理气。气海、关元理虚补元。足三里为胃经下合穴，能培土生金。丰隆为化痰要穴。列缺为肺经络穴能宣肺止咳。尺泽为肺经合穴，合治内府，肃肺化痰，降逆平喘。

三、哮喘

哮喘是哮与喘的合称。哮是一种发作性的痰鸣气喘疾患，以呼吸急促、喉间哮鸣有声为特征，喘是指呼吸困难，甚至张口抬肩，鼻翼扇动，不能平卧。伴胸闷、气急等。哮指声响而言，喘指呼吸而言，哮必兼喘，喘未必兼喘，两者常同时兼见，不易分开，故常合称。

【病因病机】

哮喘的病因病机是有痰饮内伏的宿根，遇天气骤变，或外界花粉、烟尘等异物刺激，引动伏痰，痰气交阻，阻塞气道，肺气升降不利而发哮喘。致病因素比较复杂，凡外感风寒暑热，未能及时表散，邪阻于肺，气不布津，聚液成痰。饮食酸咸肥甘，生冷腥腻而致脾失健运，内酿痰湿，上干于肺，窒阻肺气。素禀体弱，或病后体虚，如幼年麻疹、百日咳及反复感冒，咳嗽日久，阳虚阴盛，气不化津，痰饮内生，或阴虚阳盛，热蒸液聚，痰热胶固。由此可以看出，导致本病的主要病理因素为痰。外感、饮食、病后失调、情志内伤、疲劳等均是诱发因素。

【辨证】

本病常见的临床证型如下。

1.冷哮

临床表现：呼吸急促，喉中痰鸣，胸痞满闷如塞，咳不甚，痰少咳吐不爽，面色晦暗，口不渴，喜热饮，天冷或受寒易发，舌苔白滑，脉弦紧，或浮紧。

证候分析：寒痰伏肺，痰阻气道，胸痞满闷，肺气郁闭，不得宣畅；内有寒痰，邪未化热，故口不渴，或喜热饮，复感外寒，则见舌苔白滑，脉浮紧。

2.热哮

临床表现；呼吸急促，气粗息涌，喉中痰鸣，胸高胁胀，咳呛阵作，痰黄黏稠，排吐不利，口渴喜饮，口苦，不恶寒，舌质红，苔黄腻，脉滑数，或弦滑。

证候分析：痰热壅肺，肺失肃降，肺气上逆，故呼吸急促，气粗息涌，喉中痰鸣，胸高胁胀，咳呛阵作；热蒸液聚生痰，痰热胶结，故痰黄黏稠，排吐不利；痰火上蒸，故口苦；热伤津液，则口渴喜饮，并有痰热内盛之舌苔脉象。

3.虚哮

临床表现：形体消瘦，素体怯寒，气少无力，腰酸肢软，呼吸急促，喉中痰鸣，舌淡苔少，脉象虚弱。

证候分析：肺虚多自汗怕风，易感外邪而气短声低，喉中哮鸣；脾虚多因饮食不当而气短不足以吸；肾虚，平素短气息促，动则尤甚，吸气不利，劳累后而哮易发。

【砭石治疗】

1.治则　宣降肺气，化痰平喘。

2.操作方法

a.刺法：用砭具点刺定喘、肺俞、膻中、尺泽、列缺、太渊、足三里穴（图 3-12 至图 3-15）。

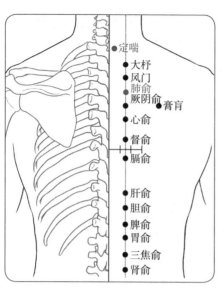

图 3-12　定喘、肺俞

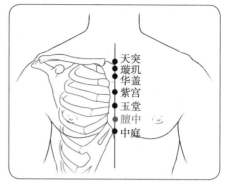

图 3-13　膻中

b. 感应法：可在前胸佩戴砭石佩。

c. 刮法：刮后背膀胱经、督脉及前臂内侧。

d. 温法：在肺俞穴放加热的砭石块。

3. 方义

定喘是经外奇穴，为治疗哮喘的经验穴，有降气平喘的作用。膻

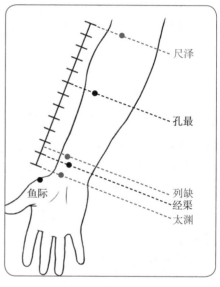

图 3-14　尺泽、列缺、太渊

中是气海，能宽胸理气。列缺为肺经络穴，尺泽为肺经合穴，合治内府。足三里为胃经合穴，健脾和胃，增强机体免疫力。太渊为肺经原穴，五脏有疾取十二原。肺俞为肺经背俞穴，可调理肺气、宣肺平喘。督脉为阳脉之海，刮督脉调节人体阳气。膀胱经上有脏腑背俞穴，且膀胱经主表，刮膀胱经可宣散邪气，增强人体免疫力。

四、肺气肿

本病属中医学的"肺胀""虚喘"等范畴,《灵枢·胀论》说:"肺胀者,虚满而喘咳"。致病原因为久病肺虚,易感外邪,痰浊潴留致使病情逐渐加重演变而成,故其发生、发展有内外因两方面因素。

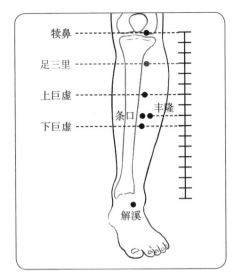

图 3-15 足三里

【病因病机】

肺脾肾三脏亏虚、气虚气滞是主要病机特点。其内因为久病肺虚,如内伤久咳、哮证、支饮、肺痈等慢性肺系疾病迁延失治,经久不愈,痰浊壅肺,气还肺间,致使肺脏虚损,成为发病的基础;其外因为感受外邪,肺气虚,卫外不固,外邪六淫易反复乘虚入侵,诱发本病发作。

【辨证】

临床常见证型如下。

1. 痰浊壅肺

临床表现:咳嗽痰多,色白黏腻或成泡沫,短气喘息,稍劳即著,怕风易汗,脘痞纳少,倦怠乏力,舌质偏淡、苔薄腻或浊腻,脉小滑。

证候分析:肺虚脾弱,痰浊内生,上逆于肺,则咳嗽、痰多色白黏腻;痰从寒化成饮,则痰成泡沫状;肺气虚弱,复加气因痰阻,故短气喘息,稍劳即著;肺虚卫表不和,则怕风易汗;肺病及脾,脾气虚弱,健运失常,故见脘痞纳少,倦怠乏力。舌质偏淡,苔薄腻或浊腻,脉小滑为肺脾气虚,痰浊内蕴之候。

2. 痰热郁肺

临床表现:咳逆喘息气粗,烦躁,胸满,痰黄或白、黏稠难咯;或身热微恶寒,有汗不多,溲黄,便干,口渴,舌红,舌苔黄或黄腻,脉数或滑数。

证候分析:痰浊内蕴化热,痰热壅肺,故痰黄或白,黏稠难咯;肺热内郁，清肃失司，肺气上逆，则咳逆喘息气粗、烦躁、胸满、溲黄、便干；复感外邪，风热犯肺，故见发热、微恶寒、有汗不多等表证；口渴，舌红，舌苔黄或黄腻，脉数或滑数均为痰热内郁之征。

3. 痰蒙神窍

临床表现：神志恍惚，谵妄，烦躁不安，撮空理线，表情淡漠，嗜睡，昏迷，或肢体动，抽搐，咳逆喘促，咯痰不爽，苔白腻或淡黄腻，舌质暗红或淡紫，脉细滑数。

证候分析：痰迷心窍，蒙蔽神机，故见神志恍惚、谵妄、烦躁不安、撮空理线、嗜睡、昏迷；肝风内动，则肢体动、抽搐；肺虚痰蕴，故咳逆喘促、咯痰不爽。苔白腻或淡黄腻，脉细滑数为痰浊内蕴之象；舌质暗红或淡紫乃心血瘀阻之征。

4. 肺肾气虚

临床表现：呼吸浅短难续，声低气怯，甚则张口抬肩，倚息不能平卧，咳嗽，痰白如沫，咯吐不利，胸闷，心慌，形寒汗出，舌淡或黯紫，脉沉细数无力，或有结代。

证候分析：脾肾两虚，不能主气、纳气，故呼吸浅短难续、声低气怯，甚则张口抬肩、倚息不能平卧；寒饮伏肺，肾虚水泛则咳嗽、痰白如沫、咯吐不利；肺病及心，心气虚弱，故心慌动悸、形寒汗出；肺失治节，气不帅血，气滞血瘀，则见舌淡或黯紫，脉沉细数无力，或有结代。

5. 阳虚水泛

临床表现：面浮，下肢肿，甚则一身悉肿，腹部胀满有水，心悸，喘咳，咯痰清稀，脘痞，纳差，尿少，怕冷，面唇青紫，苔白滑，舌胖质黯，脉沉细。

证候分析：肺脾肾阳气衰微，气不化水，水邪泛滥则面浮、肢体尽肿；水饮上凌心肺，故心悸、喘咳、咯痰清稀；脾阳虚衰，健运失职则脘痞、纳差；寒水内盛，故尿少、怕冷；阳虚血瘀，则面唇青紫、舌质黯；苔白滑，舌胖，脉沉细为阳虚水停之征。

【砭石治疗】

1. 治则　补肺纳肾、降气平喘、温阳化饮利水。

2. 操作方法

a. 温法：将两块砭石块置于50℃~70℃的水中浸泡1分钟，拭干后予治疗巾包好，平整置于患者督脉部位30分钟。

b.刺法：用砭具点刺尺泽、太渊、足三里、肺俞、大椎等穴（图3-16至图3-18）。

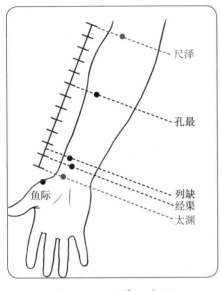

图 3-16　尺泽、太渊

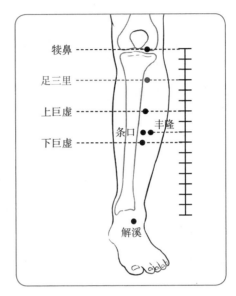

图 3-17　足三里

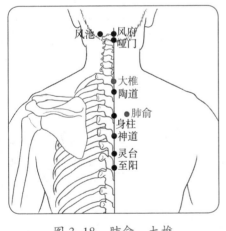

图 3-18　肺俞、大椎

c.刮法：用砭板刮背上部、颈后部、臂内侧。

3.方义

尺泽为肺经合穴，合治内府，足三里为胃经合穴，健脾和胃，增强机体免疫力。太渊为肺经原穴，五脏有疾取十二原。肺俞为肺经背俞穴，可调理肺气，宣肺平喘。《庄子·养生主》："缘督以为经，可以保身，可以全生，可以养亲，可以尽年。"督脉循身于背，背为阳，对全身阳经脉气有统率、督促的作用，故有"总督诸阳"和"阳脉之海"的说法，督脉循行于背部正中，脉气多与手足三阳经相交会，大椎位其正中，而督脉与内脏有着复杂的联系，运用砭石温法，作用于背部督脉，可直接改善大脑和全身的气血运行，促进机体代谢，从而使人体阴阳达到新的平衡。

五、惊悸

惊悸又名心悸、怔忡，是自觉心中悸动，惊惕不安。心悸多由外因引起，病情较轻，怔忡多由内因引起，病情较重。患者自觉心中悸动不安，坐卧不宁，心虚胆怯难以自持，恶闻声响，伴有失眠、健忘、头晕、耳鸣等。

【病因病机】

虚证多因心气虚弱，胆气不足，或久病气血亏损，骤遇惊恐，心无所主，神无所归。久病心阳不振，水饮凌心。实证因饮食不节损伤脾胃，失于运化，水湿内停，湿盛生痰，郁久化火，痰火内扰心神，心悸不宁。

【辨证】

1. 心虚胆怯

临床表现：心悸不宁，善惊易恐，坐卧不安，少寐多梦而易惊醒，恶闻声响，苔薄白，脉细数或虚弦。

证候分析：惊则气乱，心神不能自主，发为惊悸；心不藏神，心中惕惕，则善惊易恐，坐卧不安，多寐少梦；脉细数或虚弦为心神不安、气血逆乱之象。

2. 心血不足

临床表现：心悸气短，头晕目眩，少寐多梦，健忘，面色无华，神疲乏力，舌淡红，脉细弱。

证候分析：心主血脉，其华在面，血虚故面色不华；心血不足，不能养心，故而心悸。心血亏虚不能上营于脑，故而头晕；血亏气虚故倦怠乏力。

3. 阴虚火旺

临床表现：心悸易惊，心烦失眠，五心烦热，口干，盗汗，思虑劳心则症状加重，伴有耳鸣、腰酸、头晕目眩，舌红少津，苔薄黄或少苔，脉细数。

证候分析：肾阴不足，水不济火，不能上济于心，以致心火内动，扰动心神，故而心悸而烦，不得安寐；阴亏于下，则见腰酸；阳扰于上，则眩晕耳鸣；五心烦热，口干，盗汗，舌红少津，少苔，脉细数，均为阴虚火旺之征。

4. 心阳不振

临床表现：心悸不安，胸闷气短，动则尤甚，面色苍白，形寒肢冷，舌淡、苔白，脉虚弱，或沉细无力。

证候分析：久病体虚，损伤心阳，心失温养，故心悸不安；心中阳气不足，故胸闷气短；心阳虚衰，血液运行迟缓，肢体失于温煦，故面色苍白，形寒肢冷；舌淡苔白，脉虚弱，或沉细无力，均为心阳不足、鼓动无力之征。

5. 水饮凌心

临床表现：心悸，胸闷痞满，渴不欲饮，下肢浮肿，形寒肢冷，伴有眩晕，恶心呕吐，流涎，小便短少，舌淡苔滑或沉细而滑。

证候分析：水为阴邪，赖阳气化之，今阳虚不能化水，水邪内停，上凌于心，故见心悸；阳气不能达于四肢，不能充于肌表，故形寒肢冷；饮阻于中，清阳不升，则见眩晕；气机不利，故胸脘痞满；如气化不利，水液内停，则渴不欲饮，小便短少或下肢浮肿；饮邪上逆，则恶心吐涎；舌苔白滑，脉象弦滑，亦为水饮内停之象。

6. 心血瘀阻

临床表现：心悸不安，胸闷不适，心痛时作，痛如针刺，唇甲青紫，舌质紫暗或有瘀斑，脉涩或结或代。

证候分析：心主血脉，心脉瘀阻，心失所养，故心悸不安；血瘀气滞，心阳被遏，则胸闷不适；心络挛急，则心痛时作；脉络瘀阻，故见唇甲青紫。舌质紫暗或有瘀斑，脉涩或结或代，均为瘀血蓄积、心阳阻遏之征。

【砭石治疗】

1. 治则　镇惊定悸，宁心安神。

2. 操作方法

a. 感应法：佩戴泗滨浮石佩。

b. 刺法：点刺百会、神门、内关、心俞、脾俞、丰隆（图3-19至图3-22）。

c. 刮法：刮肩部、背部。

d. 温法：在以心俞为中心的背部放温热砭。

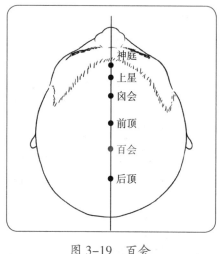

图 3-19　百会

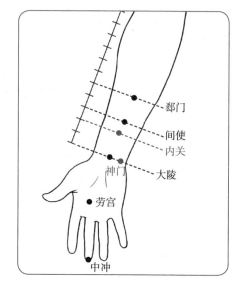

图 3-20　神门、内关

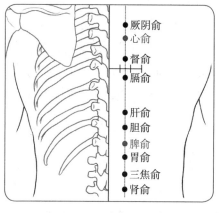

图 3-21　脾俞、心俞

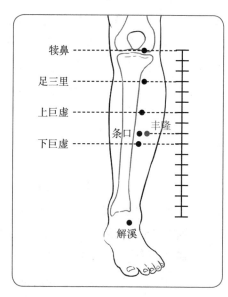

图 3-22　丰隆

3.方义

百会位于巅顶，具有镇静安神之效，神门为心经原穴，内关为心包络穴，点刺二穴具有宁心安神的作用。心俞为心经背俞穴，脾俞为脾经背俞穴，两穴合用，健脾养心。丰隆化痰健脾，运化水湿。

六、失眠

失眠是以经常不能获得正常睡眠为特征的一种病症，或不易入睡，或寐而易醒或醒后不能再睡，甚则彻夜不眠，亦称不寐。患者睡眠质量差，晚上难以入睡，白天头痛、头晕，疲倦乏力，健忘，或伴有烦躁易怒等精神症状。

【病因病机】

（1）环境因素：外界环境的干扰，如声音嘈杂、天气太热、蚊虫叮咬等，都可影响睡眠。

（2）饮食因素："胃不和则卧不安"，饮食不节，肠胃受伤，宿食停滞，酿为痰热，上扰心神，以致不寐。

（3）心理因素：紧张、焦虑、抑郁等都会引起失眠。

（4）病理因素：因疾病的干扰，如咳嗽、疼痛等难以入眠。

【辨证】

1. 肝火扰心

临床表现：不寐多梦，甚则彻夜不眠，急躁易怒，伴头晕头胀，目赤耳鸣，口干而苦，不思饮食，便秘溲赤，舌红苔黄，脉弦而数。

证候分析：恼怒伤肝，肝失条达，气郁化火，上扰心神则不寐；肝气犯胃则不思饮食，火热上扰则目赤口苦；便秘溲赤，舌红苔黄，脉弦而数，均为热象。

2. 痰热扰心

临床表现：心烦不寐，脘痞，泛恶嗳气，伴口苦，头重，目眩，舌偏红，苔黄腻，脉滑数。

证候分析：痰热上扰，心烦不寐；宿食痰湿壅遏于中则胸闷；清阳被蒙，故头重目眩；痰食停滞则气机不畅，胃失和降，故症见泛恶嗳气。舌红，苔黄腻，脉滑数，为痰热、宿食内停之征。

3. 心脾两虚

临床表现：不易入睡，心悸健忘，伴头晕目眩，四肢倦怠，腹胀便溏，面色少华，苔薄。

证候分析：心主血，脾为生血之源，心脾亏虚，血不养心，则神不守舍，多梦易醒，心悸健忘；气血亏虚，不能上奉于脑，则头晕目眩，不能上荣于面，则面色少华，舌质淡；脾虚失运化则神疲食少；气虚血少，故四肢倦怠，脉细无力。

4. 心肾不交

临床表现：心烦不寐，入睡困难，心悸多梦，伴头晕耳鸣，腰膝酸软，潮热盗汗，五心烦热，咽干少津，男子遗精，女子月经不调，舌红少苔，脉细数。

证候分析：心肾不交，肾阴不足，则头晕耳鸣、腰膝酸软、潮热盗汗、五心烦热、咽干少津、男子遗精、女子月经不调、舌红少苔、脉细数。心火偏亢，火扰心神则心烦不寐、入睡困难、心悸多梦。

5. 心胆气虚

临床表现：虚烦不寐，触事易惊，终日惕惕，胆怯心悸，伴气短自汗，倦怠乏力，舌淡，脉弦细。

证候分析：心虚则心神不安；胆虚则善惊易恐，故触事易惊，终日惕惕，胆怯心悸，虚烦不寐；气短自汗、倦怠乏力、舌淡、脉弦细均为气血不足的表现。

【砭石治疗】

1. 治则　补虚泻实，调整阴阳。

2. 操作方法

a. 感应法：枕下可放置砭块。

b. 刺法：用砭具点刺百会、四神聪、印堂、太阳（图3-23、图3-24）。

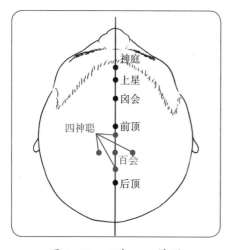

图3-23　百会、四神聪

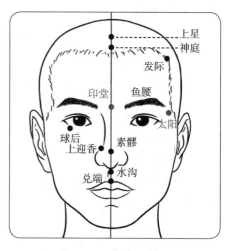

图3-24　印堂、太阳

c.刮法：用砭具刮擦头部、颈后及肩背部。

d.抹法：用砭具抹前额 10 次，沿着眉弓到太阳穴往返 10 次。

3.方义

百会、四神聪、印堂、太阳位于头部，可直接刺激头皮，有安神镇静作用。

七、郁证

郁证是由于情志不舒，肝气郁滞而引起的一类病证。以心情抑郁、情绪不宁、精神不振、忧心忡忡、郁郁寡欢、胸部满闷、胁肋胀痛，或易怒喜哭，或咽中如有异物哽塞、失眠等症为主要临床表现。

【病因病机】

（1）郁怒不畅，暴怒伤肝，使肝失调达，气机郁结，郁滞日久而化火。肝旺克脾土，脾失健运，则不思饮食，中焦水湿停滞，火炼成痰，痰气交阻，结于咽部，如有异物，咽之不下，吐之不出，称为梅核气。

（2）所欲不遂，长期心情郁闷，肝郁抑脾，脾失健运，则不思饮食，气血乏源，日久气血两虚，心神失养，则神志不安，而成善悲易哭的脏燥症。

【辨证】

1.肝气郁结

临床表现：精神抑郁，情绪不宁，胸部满闷，胁肋胀痛，痛无定处，脘闷嗳气，不思饮食，苔薄腻，脉弦。

证候分析：情志所伤，肝失条达，故精神抑郁、情绪不宁；肝经循少腹，挟胃，布胸胁，因肝气郁滞，肝络失和，故见胸部满闷、胁肋胀痛；肝气犯胃，胃失和降，故见脘闷嗳气、不思饮食；肝气犯脾，则大便不调；苔薄腻、脉弦为肝胃不和之象。

2.气郁化火

临床表现：性情急躁易怒，胸胁胀满，口苦而干，或头痛，目赤，耳鸣，或嘈杂吞酸，大便秘结，舌质红，苔黄，脉弦数。

证候分析：肝郁化火，火性炎上，循肝经上行，则头痛、目赤、耳鸣；肝火犯胃，则嘈杂吞酸、口苦而干、大便秘结。舌红、苔黄、脉弦数均为肝火有余之象。

3. 痰气郁结

临床表现：精神抑郁，胸部闷塞，胁肋胀满，咽中如有物哽塞，吞之不下，咯之不出，苔白腻，脉弦滑。亦称"梅核气"。

证候分析：肝郁乘脾，脾失健运，生湿聚痰，痰气郁结于胸膈以上，故自觉咽中如有物哽塞，吞之不下，咯之不出；气失舒展，则胸部闷塞。肝气郁滞则精神抑郁，胁肋胀满；苔白腻，脉弦滑，为肝郁夹湿之征。

4. 心神失养

临床表现：精神恍惚，心神不宁，多疑易惊，悲忧善哭，喜怒无常，或时时欠伸，或手舞足蹈，骂詈喊叫等，舌质淡，脉弦细。亦称"脏躁"。

证候分析：忧郁不解，心气耗伤，营气暗亏，不能奉养心神，故见精神恍惚、心神不宁等症。舌质淡，脉弦细为气郁血虚之象。

5. 心脾两虚

临床表现：多思善疑，头晕神疲，心悸胆怯，失眠健忘，纳差，面色不华，舌质淡，苔薄白，脉细。

证候分析：劳心思虑，心脾两虚，心失所养，故见心悸胆怯、失眠健忘；脾虚失于健运，气血不足，则见纳差、面色不华、舌质淡、苔薄白、脉细等症。

6. 心肾阴虚

临床表现：情绪不宁，心悸，健忘，失眠，五心烦热，盗汗，口咽干燥，舌红少津，脉细数。

证候分析：阴虚生内热，虚热扰神，则心悸、失眠、多梦、情绪不宁；心烦热、盗汗、口咽干燥、舌红少津、脉细数均为阴虚有火之象。

【砭石治疗】

1. 治则　疏肝解郁，养心安神。

2. 操作方法

a. 感应法：佩戴泗滨浮石佩。

b. 刺法：点刺膻中、神门、太冲、肝俞、心俞、脾俞（图3-25至图3-27）。

c. 刮法：刮背部主要是督脉和膀胱经。

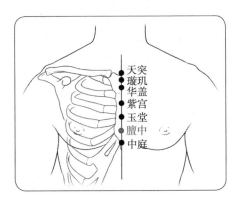

图 3-25　膻中

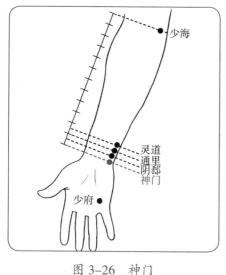

图 3-26　神门

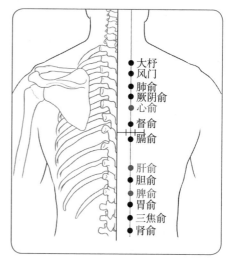

图 3-27　肝俞、心俞、脾俞

d.感应法：缓慢敲击石琴。

3.方义

泗滨浮石具有石类重镇沉降之性，佩戴泗滨浮石佩用于外治，可以收安神定惊之效。膻中为气海，点刺膻中有宽胸理气的作用。太冲为肝经原穴，有疏肝解郁的作用。神门为心经原穴，宁心安神。心俞、脾俞补养心脾，养心安神。

八、胸痹

胸痹是指胸部闷痛，甚则胸痛彻背，短气、喘息不得卧为主症的一种疾病，轻者仅感胸闷如窒、呼吸欠畅，重者则心痛彻背、背痛彻心。

【病因病机】

本病的发生多与寒邪内侵，饮食不当，情志失调，年老体虚等因素有关。其病机有虚实两方面：实为寒凝、气滞、瘀血、痰阻，痹遏胸阳，阻滞心脉；虚为心脾肝肾亏虚，心脉失养。

【辨证】

1.阴寒凝滞

临床表现：胸痛彻背，疼痛剧烈，遇寒加重，得热痛减。心悸，重则喘息，不能平卧，面色苍白，四肢厥冷，舌苔白，脉弦紧。

证候分析：诸受气于胸中而转行于背，寒邪内侵致使阳气不运，气机阻闭，故见胸痛彻背、感寒则痛甚。胸阳不振，气机受阻，故见胸闷气短，心悸，甚则喘息不能平卧。阳气不足，故面色苍白、四肢厥冷。舌苔白、脉弦紧均为阴寒凝滞，阳气不运之候。

2. 痰浊壅塞

临床表现：胸闷痛如窒，痛引肩背，气短喘促，肢体沉重。患者一般形体肥胖，痰多，舌苔厚腻，脉滑。

证候分析：痰浊盘踞，胸阳失展，胸闷痛如窒；阻滞脉络，故痛引肩背；气机痹阻不畅，故见气短喘促；脾主四肢，痰浊困脾，脾气不运，故肢体沉重、形体肥胖、痰多；舌苔厚腻、脉滑均为痰浊壅阻之征。

3. 心血瘀阻

临床表现：胸部刺痛，固定不移，入夜加重。舌质紫黯，有瘀点、瘀斑，脉象沉涩。

证候分析：气郁日久，瘀血内停，络脉不通，故见胸部刺痛。血脉凝滞，故痛处固定不移；血属阴，夜也属阴，故入夜加重；瘀血阻塞，心失所养，故心悸不宁；舌质紫黯，有瘀点、瘀斑，脉沉涩，均为瘀血内停之象。

4. 心肾阴虚

临床表现：胸闷且痛，心悸盗汗，心烦不寐，腰膝酸软，耳鸣，头晕，舌质红或有紫黯，脉细数或细涩。

证候分析：病延日久，长期气血运行不畅，瘀滞痹阻，故见胸闷且痛；不能充润营养五脏，而致心肾阴虚，故见心悸盗汗、心烦不寐；肾阴虚故见耳鸣、腰膝酸软；水不涵木，肝阳偏亢，故见头晕；舌质红或有紫黯、脉细数或细涩均为阴血亏虚、心脉瘀阻之征。

5. 气阴两虚

临床表现：胸闷隐痛，时作时止，心悸气短，倦怠懒言，面色少华，头晕目眩，遇劳则甚，舌偏红或有齿印，脉细弱无力，或结代。

证候分析：胸痹日久，气阴两虚，心悸气短，气虚则无以行血，阴虚则脉络不利，均可使血气不畅，气血瘀滞，胸闷隐痛，时作时止；心脉失养，故见心悸；气虚故见气短、倦怠懒言、面色少华；阴虚阳亢故见头晕目眩；虚不耐劳故遇劳则甚；舌偏红或有齿印、脉细弱无力，或结代均为气阴两虚之征。

6.阳气虚衰

临床表现：胸闷气短，甚则心痛彻背，心悸，汗出，畏寒，肢冷，腰酸，乏力，面色苍白，唇甲淡白或青紫，舌淡白或紫暗，脉沉细或沉微欲绝。

证候分析：阳气虚衰，胸阳不运，气机痹阻，血行瘀滞，故见胸闷气短，甚则心痛彻背；心阳不振，故见心悸、汗出；肾阳虚衰，故见畏寒、肢冷、腰酸、乏力；面色苍白，唇甲淡白或青紫，舌淡白或紫暗，脉沉细或沉微欲绝均为阳气虚衰，瘀血内阻之征。

【砭石治疗】

1.治则　扶正祛邪，通络止痛。

2.操作方法

a.感应法：可在胸前经常佩戴泗滨浮石佩或小砭板。

b.温法：用砭块加热42℃～45℃，背俞、巨阙、内关、通里等温补法。

c.点刺法：点刺心俞、厥阴俞、肾俞、膻中、巨阙、阴郄、气海、内关、通里（图3-28至图3-30）。

d.刮法：背部、前臂内侧。

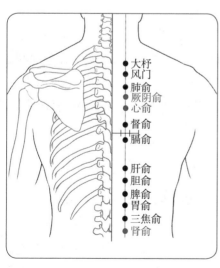

图3-28　心俞、厥阴俞、肾俞

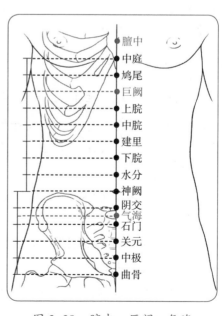

图3-29　膻中、巨阙、气海

3. 方义

痹有痹阻不通之意，砭石疗法的主要方法是温法。中医学认为气血凝滞不通可以用温熨的方法使其通畅，热行则血行，气血通畅，身体康复。心俞、厥阴俞、膻中、巨阙位于心脏附近，点刺这些穴位可直接作用于胸部，理气止痛。阴郄、内关、通里为心经和心包经穴，有调节心经经气的作用。肾俞、气海温补肾阳、元气，从而振奋心阳。

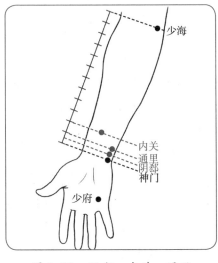

图 3-30　阴郄、内关、通里

九、高血压

高血压指以体循环收缩压和（或）舒张压持续升高为主要临床表现，伴或不伴多种心血管危险因素的综合征。中医学无高血压病名，但"眩晕""头痛"等病症的描述与高血压病的一般临床症状相近。而高血压患者发生心、脑、肾并发症进行中医诊断时，则可分别归于"心悸""胸痹""中风""水肿"等病证中进行辨病辨证治疗。

【病因病机】

中医认为高血压可归入"头痛""眩晕"的范畴。人到中老年元气渐衰，加上七情劳倦所伤，耗损真阴，饮食不节，痰湿内生，阴虚阳亢，阳亢生风，夹湿生痰，上犯清窍，神机不宁则出现头痛、眩晕。其病机是由于气血阴阳失调，使脑髓空虚，脉络失养，或清阳不展，或火扰清窍而产生了高血压诸症。

【辨证】

临床常见 4 类证候如下。

1. 肝阳上亢

临床表现：头痛，眩晕，面红目赤，烦躁易怒，口干口苦，便秘溲赤，舌苔黄燥，脉弦有力。

证候分析：肝阳上亢，上扰清空，故头痛，眩晕；阳升则面红目赤；肝旺则烦躁易怒；肝火过盛，煎灼津液，故便秘溲赤；口干口苦、舌苔黄燥、脉弦有力均为肝阳上亢之征。

2. 阴虚阳亢

临床表现：头晕耳鸣，腰腿酸软，心烦热，心悸失眠，遗精，口干，舌红少苔，脉弦细数。

证候分析：精血津液亏虚，阴气亏虚，阳气失约，故头晕耳鸣；阳亢更使阴液耗伤，故口干；肾阴不足，则腰腿酸软、遗精；心主血脉，阴血不养心，心神不宁，故心悸失眠、心烦热；舌红少苔，脉弦细数，均为阴虚阳亢之征。

3. 痰浊中阻

临床表现：头痛而重，胸膈痞闷，饮食不振，呕吐痰涎，肢体倦怠，苔白腻，脉弦滑。

证候分析：痰浊蒙蔽清阳，则头痛而重；痰浊中阻，浊阴不降，气机不利，胸膈痞闷、呕吐痰涎；脾阳不振，则饮食不振、肢体倦怠；苔白腻、脉弦滑均为痰浊内蕴之征。

4. 阴阳两虚

临床表现：目眩，面色苍白，畏寒肢冷，四肢酸软，夜尿频多，或虚烦，盗汗，颧红，舌淡红，脉沉细。

证候分析：阴阳两虚，不能濡养头窍，故目眩；阳虚则面色苍白、畏寒肢冷；肾阴不足，则四肢酸软，或虚烦、盗汗、颧红；肾阳不足则夜尿频多；舌淡红、脉沉细为阴阳两虚之征。

【砭石治疗】

1. 治则　滋阴降火、平肝潜阳。

2. 操作方法

a. 感应法：长期佩戴砭石项链加项坠，每日用砭石梳沿头部各条经络由前向后梳压头部经穴，胸部任脉做刮、擦等法，可起到对胸部、头部小动脉病变的治疗与调理。使心肌收缩力增强和循环血量增加，脉血流速度加快，供血充足。

b. 点刺法：用砭椎尖端点刺百会、睛明、太阳、中脘、关元、气海、大椎、合谷、足三里、承山、三阴交、内关、神门、委中、涌泉等穴（图3-31 至图 3-41）。

c. 刮擦法：用砭板刮、揉、擦任脉及腹部、肝胆经、肾经、心肺经，

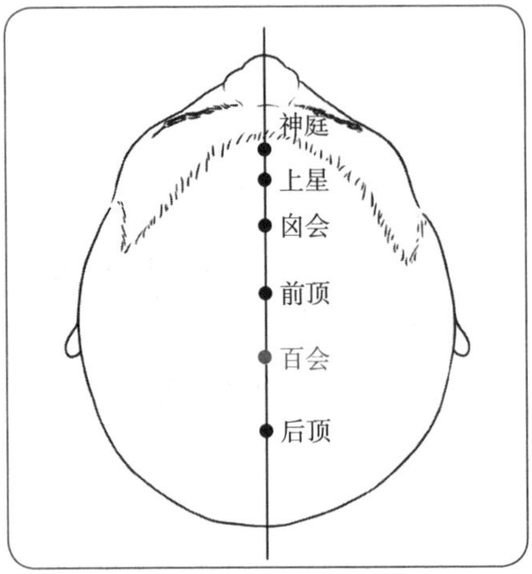

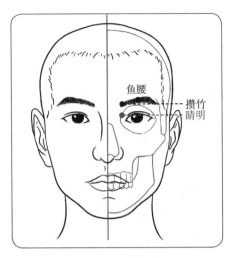

图 3-31　百会

图 3-32　睛明

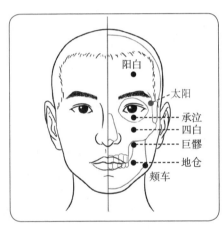

图 3-33　太阳

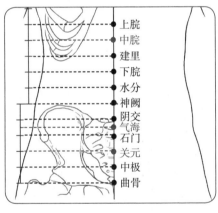

图 3-34　中脘、关元、气海

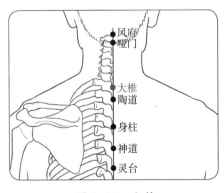

图 3-35　大椎

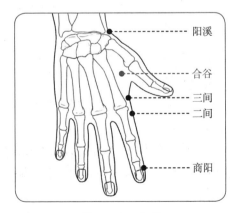

图 3-36　合谷

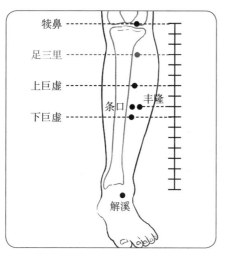

图 3-37　足三里

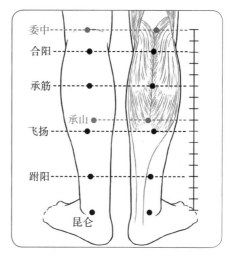

图 3-38　承山、委中

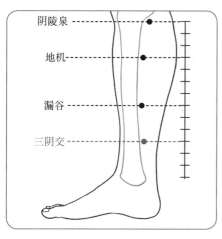

图 3-39　三阴交

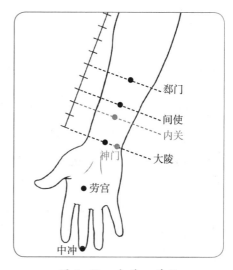

图 3-40　内关、神门

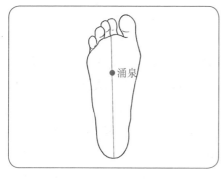

图 3-41　涌泉

对颈部、督脉、膀胱经及肩膀重点刮、擦。

d. 点揉法：用砭板和砭锥点、揉腿部、足部，结合足底反射区和穴位来调节和控制血压。具有平肝泻火、滋阴补阳、健脾化痰、益气养血、化瘀通络、濡养肾阴、益肾气、利肾水的作用。

3.方义

百会位于巅顶，为诸阳之会，与肝经相通，处施以砭术可通阳气，泻肝火。曲池、合谷清泻阳明。三阴交调补脾、肝、肾。以砭石治疗有荣筋活血、滋阴补阳、养心安神的作用。

十、偏瘫

偏瘫是指患者出现一侧肢体瘫痪、口眼歪斜、语言謇涩等症状的一种疾患。主要为中风后遗症。

近年来，随着生活水平的不断提高，中风的发病率显著增加。由于中风患者不但表现肢体运动功能的障碍，还表现有言语、认知、日常生活活动能力等多方面的功能障碍。因此，对脑卒中患者的康复治疗应采取以神经肌肉促进技术为主、结合物理治疗的综合康复方法，才能获得满意效果。而作为中医古代五大医术之首的"砭"，也逐渐在中风后遗症的治疗上呈现其显著的优势。

【病因病机】

在临床上引起中风的原因很多，主要在于患者平素气血亏虚，心肝肾三脏阴阳失调，加之忧思恼怒，饮酒饱餐，劳累过度，外邪侵袭等诱因，导致气血运行受阻，肌肤筋脉失于濡养；或阴亏于下，肝阳暴张，阳化风动，血随气逆，挟痰挟火，横窜经络，蒙蔽清窍所致脏腑功能失调，阴阳逆乱。中风病可分为中风先兆、中经络、中脏腑。本病属于中风病的中经络（病位浅、病情轻）、中脏腑（病位深、病情重）。

【辨证】

1.中经络

（1）络脉空虚，风邪入中

临床表现：肌肤不仁，手足麻木，突然口眼歪斜，语言不利，口角流涎，甚则半身不遂，或兼见恶寒、发热、肢体拘急、关节酸痛等症。苔薄白，脉浮数。

证候分析：正气不足，气血衰弱，故肌肤不仁、手足麻木；正气不足，脉络空虚，卫外不固，风邪得以乘虚入中经络，痹阻气血，故口眼歪斜、语言不利、口角流涎、甚则半身不遂；风邪外袭，营卫不和，正邪相争，故恶寒、发热、肢体拘急、关节酸痛等症，苔薄白，脉浮数。

（2）肝肾阴虚，风阳上扰

临床表现：平素头晕头痛，耳鸣目眩，少寐多梦，突然发生口眼歪斜，舌强语謇，或手足重滞，甚则半身不遂等症。舌质红或苔腻，脉弦细数或弦滑。

证候分析：肾阴素亏，肝阳上亢，故平素头晕头痛，耳鸣目眩；肾阴不足，心肾不交，则少寐多梦；风阳内动，夹痰走窜经络，脉络不畅，故突然发生口眼歪斜，舌强语謇，半身不遂；脉弦，主肝风；弦细而数，舌质红系肝肾阴虚而生内热；若苔腻，脉滑是兼有湿邪。

2. 中脏腑

（1）闭证主要表现是突然昏仆，不省人事，牙关紧闭，口噤不开，两手握固，大小便闭，肢体强痉。

①阳闭

临床表现：除上述闭症的症状外，还有面赤身热，气粗口臭，躁扰不宁，苔黄腻，脉弦滑而数。

证候分析：肝阳暴张，阳升风动，气血上逆，夹痰火上蒙清窍，故突然昏仆、不省人事；风火痰热之邪，内闭经络，故见面赤身热、气粗口臭、躁扰不宁、苔黄腻、脉弦滑而数。

②阴闭

临床表现：除上述闭症的症状外，还有面白唇暗，静卧不烦，四肢不温，痰涎壅盛，苔白腻，脉沉滑缓。

证候分析：痰湿偏盛，风夹痰湿，上蒙清窍，内闭经络，故突然昏扑、不省人事、口噤不开、两手握固、肢体强痉等症。痰湿属阴，故静卧不烦，痰湿阻滞阳气，不得温煦，故四肢不温、面白唇暗；苔白腻、脉沉滑缓等均为湿痰内盛之象。

（2）脱证

临床表现：突然昏仆，不省人事，目合口张，鼻鼾息微，手撒肢冷，汗多，小便自遗，肢体软瘫，舌痿，脉细弱或脉微欲绝。

证候分析：阳浮于上，阴竭于下，阴阳有离绝之势，正气虚脱，心神颓败，故见突然昏仆、不省人事、目合口张、鼻鼾息微、手撒肢冷、小便自遗、肢体软瘫、舌痿等五脏败绝的危症。呼吸低微、多汗不止、四肢厥冷、脉细弱或脉微欲绝等均为阴精欲绝、阳气暴脱等征。

（3）后遗症

①半身不遂：气滞血瘀，脉络瘀阻宜补气活血，通经活络。肝阳上亢，脉络瘀阻宜平肝潜阳，息风痛络。

②语言不利：风痰阻络宜祛风除痰，宣窍通络。肾虚精亏宜滋阴补肾利窍。肝阳上亢，痰邪阻窍宜平肝息风，化痰开窍。

③口眼歪斜：宜息风、除痰、通络。

【砭石治疗】

1. 治疗　从督脉及手足三阳经来治疗。

2. 具体操作方法

a. 温法：将砭块放在头项部及腰椎部位和双腿下面。

b. 叩法：用砭石沿督脉及手足三阳经行叩法。

c. 刺法：可点刺百会、风池、水沟、翳风、肩井、肩髃、大椎、曲池、手三里、尺泽、内关、外关、合谷、劳宫、肾俞、命门、环跳、委中、阳陵泉、承山、足三里、三阴交、解溪、昆仑、悬钟、太冲、涌泉（图 3-42 至图 3-58）。

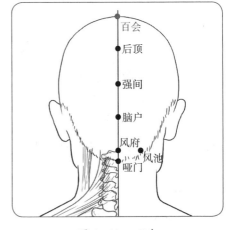

图 3-42　百会

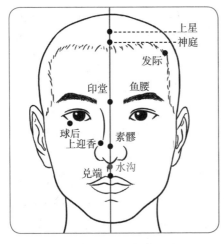

图 3-43　水沟

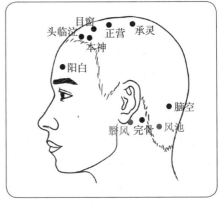

图 3-44　翳风、风池

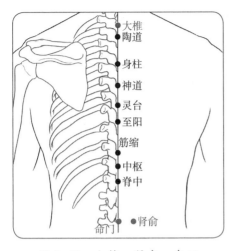

图 3-45　大椎、肾俞、命门

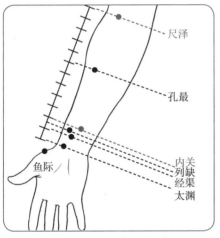

图 3-47　尺泽、内关

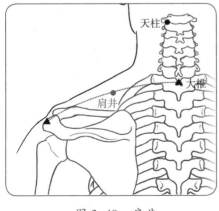

图 3-49　肩井

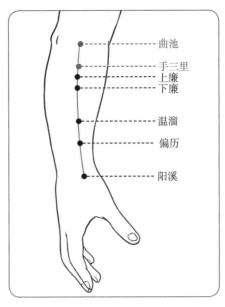

图 3-46　曲池、手三里

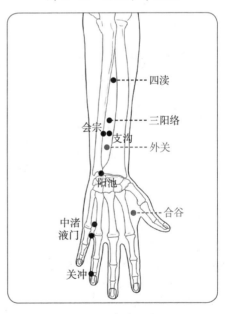

图 3-48　外关、合谷

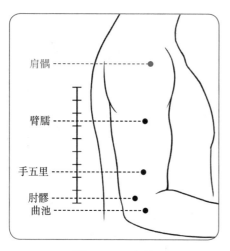

图 3-50 肩髃

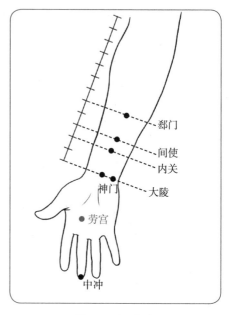

图 3-51 劳宫

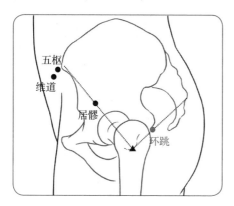

图 3-52 环跳

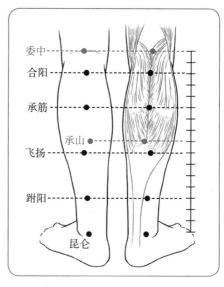

图 3-53 委中、承山

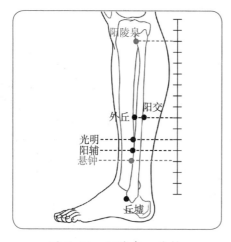

图 3-54 阳陵泉、悬钟

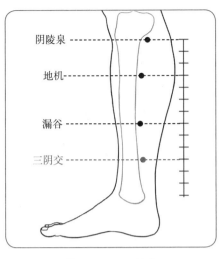

图 3-55 三阴交

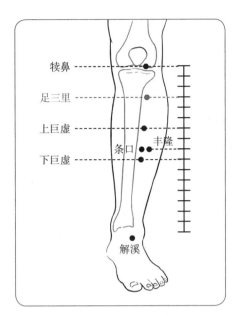

图 3-56 足三里

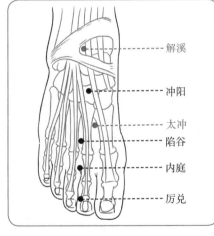

图 3-57 解溪、太冲

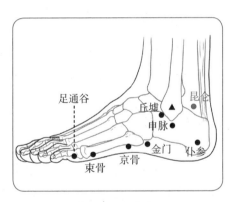

图 3-58 昆仑

d. 刮法：刮头项及督脉、手足三阳经循行部位。

e. 滚法：头部、面部、颈部及患肢行滚法。

3. 方义

阳主动，肢体运动障碍，其病在阳，故刮头项及督脉、手足三阳经循行部位。百会位于头顶，具有刺激脑部的作用。

十一、痴呆

痴呆是由髓减脑消，神机失用所导致的一种神志异常的疾病。表现为呆傻愚笨、智能低下、善忘、记忆减退、表情淡漠、性格孤僻、顽固任性、烦躁易怒等。轻者可见神情淡漠，寡言少语，反应迟钝，善忘；重者表现为终日不语，或闭门独居，或口中喃喃，言辞颠倒，行为失常，忽笑忽哭，或不欲食，不知饥饿等。

【病因病机】

痴呆的发病概括为虚、痰、瘀3个字。虚指脑髓空虚、肾精亏虚、气血亏虚；痰指风痰或痰浊；瘀指瘀血。其主要病机是髓减脑消，神机失用。病位主要在脑，与心、脾、肝、肾有关。

【辨证】

1. 髓海不足

临床表现：头晕耳鸣，记忆力、计算力减退，喜卧，齿脱发白，腰酸腿软，步行艰难，舌瘦色淡，苔薄白，脉沉细弱。

证候分析：年老体衰，肾之精气衰少，精亏则髓减，脑脏失髓充养，无神不能正常用事，发为愚笨、呆傻诸症。亦因肾精不足、髓海不充而见头晕腰酸、发落齿摇；精气不足，则耳鸣目花、气短无力；尺脉细弱无力、舌黯淡、苔薄白为肾气不足之象。

2. 气血亏虚

临床表现：呆滞善忘，倦怠嗜卧，神思恍惚，失认失算，少气懒言，口齿含糊，词不达意，心悸失眠，多梦易惊，神疲乏力，面唇无华，爪甲苍白，纳呆食少，大便溏薄。舌象，舌质淡胖边有齿痕。脉细弱。

证候分析：心脾亏虚，血不养心，神不守舍，气血亏虚不能上奉于脑，故见痴呆诸症；血少气虚，故体倦思卧、心悸失眠、面唇无华；舌淡、苔薄白、脉细弱为心脾两虚，气血两亏之征。

3. 痰浊蒙窍

临床表现：表情呆钝，智力衰退，或哭笑无常，喃喃自语，或终日无语，呆若木鸡，伴纳差，痰多或流涎，头重如裹，舌淡苔白腻，脉细滑。

证候分析：脾失健运，痰浊积于胸中，蒙蔽清灵之窍，使神明不清，故头重如裹、痴呆诸症丛生；纳呆，脘腹痞满、口多痰涎乃脾虚运弱之候；

舌胖质淡，苔白腻，脉细滑为痰湿内盛之征。

4.瘀血内阻

临床表现：表情迟钝，言语不利，善忘易惊，或思维异常，行为古怪，伴肌肤甲错，面色晦暗，舌暗有瘀点或瘀斑，脉细涩。

证候分析：脑为元神之府，如气滞血瘀，使气血不能正常充养于脑，或因血瘀阻滞脉络，气血不能上荣于脑，使脑神失养，则可发为痴呆；舌质紫黯、脉细涩等均为血瘀之征。

【砭石治疗】

1.治则　补益肾气、益精填髓。

2.操作方法

a.温法：将加热的砭块放在关元穴处。

b.点刺法：用砭板点刺百会、四神聪、太溪、命门、肾俞、关元、脾俞、复溜（图3-59至图3-62）。

c.揉按法：用砭具揉按足三里、三阴交、脾俞、肾俞、胃俞、关元穴。以补法为主(图3-63至图3-66)。

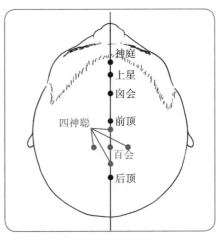

图 3-59　百会、四神聪

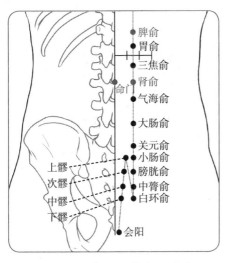

图 3-60　命门、肾俞、脾俞

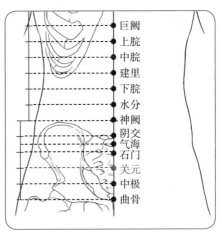

图 3-61　关元

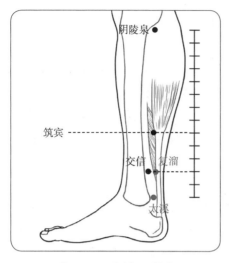

图 3-62　太溪、复溜

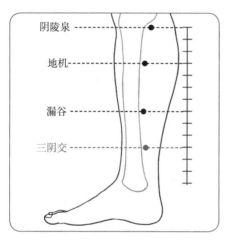

图 3-64　三阴交

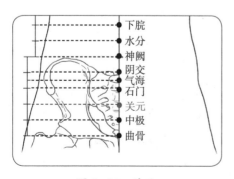

图 3-66　关元

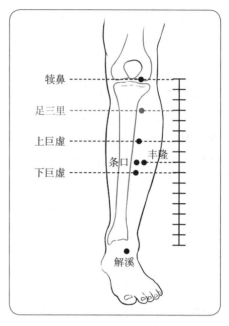

图 3-63　足三里

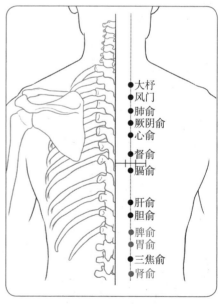

图 3-65　脾俞、肾俞、胃俞

d.刮法：用砭具在丰隆、神门、曲池、阴陵泉、风池等穴处刮擦，用泻法（图 3-67 至图 3-71）。

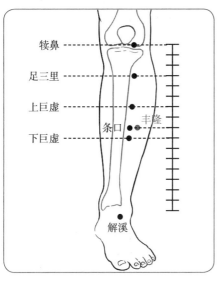

图 3-67　丰隆

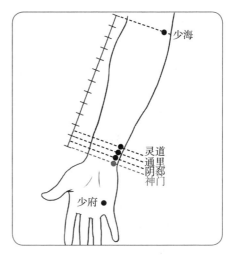

图 3-68　神门

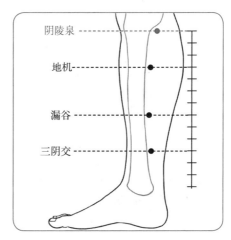

图 3-70　阴陵泉

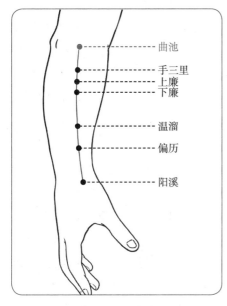

图 3-69　曲池

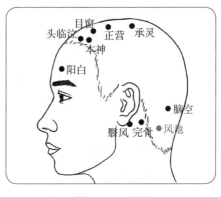

图 3-71　风池

3.方义

点刺百会、四神聪直接刺激脑部以激发脑的功能。点刺太溪、命门、肾俞、关元、脾俞、复溜、阴陵泉来培补先后天之本，以健肾补脑、填精益髓。刮擦丰隆、神门、曲池、阴陵泉、风池以祛痰利湿、醒脑开窍。通过在选定的穴位进行点、刺、揉、擦、刮或热疗，同时根据中医辨证施治理论采用恰当的补泻手法，以达到调节患者机体的阴阳平衡，疏通经络，开通脑窍，促进患者康复的目的。

十二、功能性消化不良

功能性消化不良是一种常见病、多发病，是指具有上腹痛、上腹胀、早饱、嗳气、食欲不振、恶心、呕吐等不适症状，经检查排除引起这些症状的器质疾病的一组临床综合征。症状可持续或反复发作，病程一般规定为超过 1 个月或在 12 个月中累计超过 12 周。根据临床表现不同，属于中医的"痞满""胃痛""纳呆""郁证"等范畴，功能性消化不良的病位在胃，涉及肝脾，脾胃虚弱为本，气滞血瘀、食积、痰湿等实邪为标。

【病因病机】

中医学认为本病的发生是由于脾胃虚弱、外感时邪或饮食不节、情志不畅或药物治疗失当所致。其病位在胃，涉及肝、脾二脏。脾虚木乘，肝气横逆，肝失疏泄，胃失和降，故脾胃虚弱为本，气滞、食积、湿痰、血瘀等邪实为标，往往本虚标实，虚实夹杂。一般认为"痞满"相当于动力障碍性消化不良，"胃脘痛"相当于溃疡型消化不良，"嘈杂"相当于反流型消化不良。

【辨证】

临床上常见 4 种证型如下。

1. 饮食停滞

临床表现：胸脘满闷，痞塞不舒，嗳腐吞酸，或恶心呕吐，或大便不通，腹满拒按，舌苔厚腻，脉弦滑。

证候分析：暴食多饮，饮食停滞，致胃中气机阻塞，故胸脘满闷，痞塞不舒；健运失司，腐熟无权，谷浊之气不得下行而上逆，所以嗳腐吞酸或恶心呕吐；胃中饮食停滞，导致肠道传导受阻，故大便不通、腹满拒按；

舌苔厚腻为食滞之象，脉弦滑为宿食之征。

2. 痰湿内阻

临床表现：胸脘痞塞，满闷不舒，头目眩晕，恶心欲吐，身重倦怠，或咳痰不爽，小便涩，舌苔腻，脉滑。

证候分析：脾不运化，痰湿内阻，胃气不降，则胸脘痞塞、满闷不舒、恶心欲吐，或咳痰不爽；水饮上犯，清阳之气不展，故头晕目眩；舌苔腻，脉滑为痰湿内阻之征。

3. 肝郁气滞

临床表现：胸脘不舒，痞塞满闷，心烦易怒，两胁作胀，时作叹息，舌苔薄白，脉弦。

证候分析：肝主疏泄而主条达，若情志不舒，则肝气郁结不得疏泄，横逆犯胃而胸脘不舒，痞塞满闷；邪乃肝之分野，而气多走窜游移，故两胁作胀；肝气郁结，气郁化火，故心烦易怒，时作叹息；舌苔薄白，脉弦均为肝气郁结之象。

4. 脾胃虚弱

临床表现：胸脘不舒，痞塞胀满，时满时减，喜热喜按，得温则舒，气短乏力，大便稀溏，舌淡苔白，脉弱无力。

证候分析：脾胃虚弱，中阳不振，水谷熟腐运化不及，故胸脘不舒、痞塞胀满、时满时减；寒得温则散，气得按而行，故喜热喜按、得温则舒；脾气虚弱运化无力，故气短乏力、大便稀溏；舌淡苔白、脉弱无力乃脾胃虚弱、中气不足之象。

【砭石治疗】

1. 治则　健脾和胃，疏肝理气。

2. 操作方法

a. 温法：将砭板加热后取出置于胃脘部。

b. 推法：用热砭块沿胸骨前进行从上到下推。

c. 刮法：从天突穴到曲骨穴旋刮法（图3-72）。

d. 点刺法：点刺中脘、天枢、大横、关元、气海、太冲等（图3-73、图3-74）。

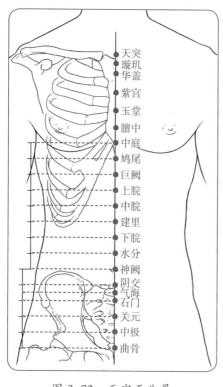

图 3-72　天突至曲骨

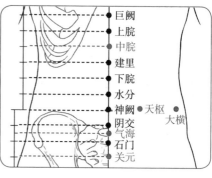

图 3-73　中脘、天枢、大横、
关元、气海

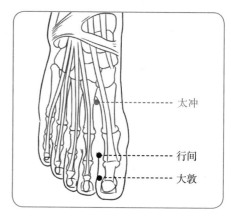

图 3-74　太冲

e. 摩法：用砭具在腹部做摩法。

f. 振法：在腹部进行振法。

3. 方义

运用砭石治疗功能性消化不良时，主要是利用了砭石的超声波作用和它的远红外作用。在通过与身体的刮擦，将这些有益物质传导到身体，起到治疗作用。砭石结合手法治疗，能够疏通经络，散结化瘀，通导全身，使其经络畅通，阴阳调和。中脘为胃经募穴，天枢为大肠募穴，大横为脾经穴，这三穴都位于腹部能调节胃肠功能。关元、气海为任脉穴，且位于腹部，能培补元气。太冲为肝经原穴，能疏肝理气。

十三、慢性胃炎

慢性胃炎是胃黏膜的非特异性慢性炎症。中医根据慢性胃炎的临床表现，将其归属于中医学"胃痞""胃脘痛"范畴，或兼"反酸"和"嘈杂"等症。

【病因病机】

中医认为慢性胃炎的病因病机多由于机体的脾胃素虚，加之内外之邪乘而袭之，主要有饮食所伤、七情失和、痰湿中阻，则蕴湿生热，湿热内聚，致使气机阻滞，又为痰浊之源，脾虚日久，则成脾胃寒湿。故病邪有寒热之辨，病机有虚实之分，实痞以邪实为主，虚痞以正虚为主，临床实际所见，以寒热夹杂，虚实兼见者为多。

【辨证】

1. 脾胃虚弱

临床表现：胃脘隐痛，食后腹胀，恶心纳少，倦怠乏力，四肢不温，大便溏泄，舌淡苔白，脉细弱。

证候分析：脾胃虚弱病属正虚，故胃脘隐痛；脾胃气虚，受纳运化失常，故食后腹胀、恶心纳少；脾主四肢，脾虚则倦怠乏力；脾虚失运化则大便溏泄；舌淡苔白，脉细弱均为脾胃虚弱、中气不足之象。

2. 肝胃不和

临床表现：胃脘胀满，痛连两胁，嗳气，泛酸，每因烦恼郁怒而发作疼痛，苔多薄白，脉弦。

证候分析：肝主疏泄而喜条达，若情志不舒，则肝气郁结不得疏泄，横逆犯胃而作痛；胁为肝之分野，而气多走窜游移，故痛连两胁；气机不利，肝胃气逆，故脘胀、嗳气；病在气分而湿浊不甚，故苔多薄白。病在里而属肝主痛，故见脉弦。

3. 热邪犯胃

临床表现：患者胃脘灼热疼痛，嘈杂易饥，口苦咽干，泛吐酸苦水，便秘，舌质红苔薄黄，脉象弦细。

证候分析：热邪犯胃，故胃脘灼热疼痛、嘈杂、口苦咽干、泛吐酸苦水、便秘、舌质红苔薄黄；热伤阴液则脉象弦细。

4. 瘀滞伤胃

临床表现：患者胃脘刺痛或锐痛，痛处拒按，时感胃部灼热嘈杂，纳差，舌质暗紫有瘀斑、苔薄黄，脉象涩滞。

证候分析：久病气滞血瘀，则胃脘刺痛、痛处拒按；郁久化热则时感胃部灼热嘈杂，影响脾胃运化则纳差；舌质暗紫有瘀斑、苔薄黄，脉象涩滞亦为瘀血之象。

5. 湿困脾胃

临床表现：患者胃脘痞闷，纳呆，少食即感胀，口淡无味，渴而少饮，肠鸣辘辘，大便稀溏，身重乏力，困倦懒动，舌质淡胖，苔白腻，脉象濡细。

证候分析：脾胃气虚日久，运化无力，致水湿内停，湿困脾胃气机则脘痞，纳呆，少食即感胀，口淡无味，渴而少饮，肠鸣辘辘，大便稀溏；湿性重浊，困阻清阳，脾主四肢则身重乏力，困倦懒动；舌质淡胖、苔白腻、脉象濡细为脾虚湿盛之象。

【砭石治疗】

1. 治则　健脾和胃，理气止痛。

2. 操作方法

a. 温法：将砭具加热后放在腹部做温法。

b. 点刺法：用砭具点刺内关、中脘、足三里（图3-75至图3-77）。

c. 摩法：用砭具在胃脘部做摩法。

d. 揉按法：用砭具揉按脾俞、胃俞、肝俞、大肠俞（图3-78）。

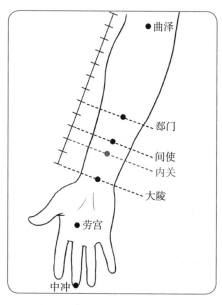

图 3-75　内关

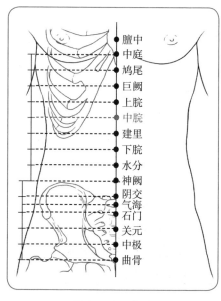

图 3-76　中脘

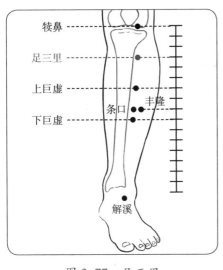

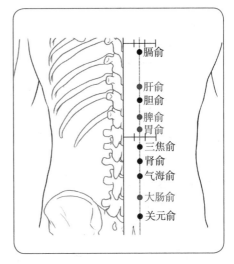

图 3-77 足三里　　　　　　图 3-78 脾俞、胃俞、肝俞、大肠俞

e. 刮法：用砭具刮背部膀胱经。

3. 方义

温法能理气止痛。内关宽胸理气，中脘为胃经募穴，足三里为胃合穴及下合穴，点刺内关、中脘、足三里能健脾和胃，行气止痛。脾俞、胃俞、肝俞、大肠俞能补肝脾胃肾、调和肝脾。在胃脘部做摩法，能直接作用于脾胃。膀胱经上有脏腑的背俞穴，刮膀胱经能补脏腑之气。

十四、胃下垂

胃下垂是指站立时胃下缘达盆腔，胃小弯切角迹低于髂嵴连线。主症为腹胀，食后加重，平卧减轻，伴恶心、纳差、上腹痛、便秘或腹泻等。本病在中医学中属于"胃缓""中气下陷"范畴。

【病因病机】

为先天不足，或后天失养，或大病久病之后脾胃虚弱，中气升举无力，导致胃下垂。

【辨证】

临床常见两种类型如下。

1. 中气下陷

临床表现：胸脘胀闷不适，腹部有下坠感，进食后或行走时加重，平卧则减轻，食欲不振，体倦乏力，舌苔薄腻，脉弱。

证候分析：脾胃虚弱，中气不足，升举无力，故胸脘胀闷不适、腹部有下坠感；脾胃虚弱，运化腐熟无力，且劳则更伤中气，故见进食后或行走时加重，平卧则减轻，食欲不振，体倦乏力；舌苔薄腻、脉弱为脾胃虚弱之象。

2. 脾胃虚寒

临床表现：上腹部满胀不适，脘腹痞满，食后加重，平卧减轻，胃脏冷痛，喜温喜按，畏寒肢冷，大便溏泻，舌淡苔白，脉沉迟。

证候分析：脾胃虚寒，运化无力，故上腹部满胀不适，脘腹痞满，食后加重，平卧减轻；阳虚不能温煦，故胃脏冷痛，喜温喜按，畏寒肢冷；中焦虚寒，传导失司，故大便溏泻；舌淡苔白，脉沉迟为虚寒之象。

【砭石治疗】

1. 治则　温中健脾，举陷升提。

2. 操作方法

a. 温法：将砭具加热后放在胃脘部、脐部、下腹部，主要是在中脘、神阙、关元处做温法。

b. 摩法：用砭具在腹部做摩法。

c. 点刺法：用砭具点刺中脘、内关、足三里（图 3-79 至图 3-81）。

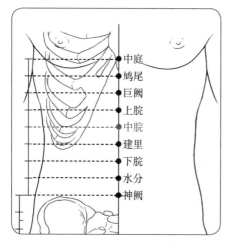

图 3-79　中脘

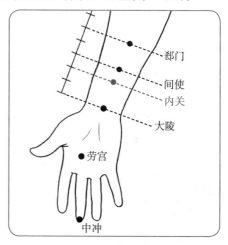

图 3-80　内关

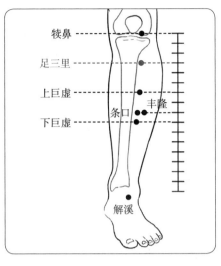

图 3-81　足三里

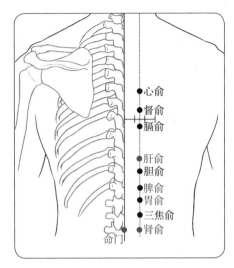

图 3-82　脾俞、胃俞、肝俞、
肾俞、命门

d. 按揉法：用砭具揉按脾俞、胃俞、肝俞、肾俞、命门（图 3-82）。

3. 方义

中脘为胃经募穴，又为腑会，神阙位于脐部，关元为小肠募穴、保健要穴，因此在中脘、神阙、关元处做温法，能温补脾胃、滋补元气、强壮身体。在腹部做摩法能调补脾胃。足三里为胃经下合穴、合穴、保健要穴，点刺足三里能补脾胃之气。脾俞、胃俞、肝俞、肾俞为脾、胃、肝、肾背俞穴，点刺脾俞、胃俞、肝俞、肾俞能补脾、胃、肝、肾。命门为督脉穴，督脉主一身之阳，按揉命门能温补阳气。

十五、呃逆

呃逆以气逆上冲，喉间呃呃连声，声短而频，令人不能自制为主症。本证古称"哕"，又称"哕逆"。

【病因病机】

为寒邪、胃火、食滞、气郁导致胃失和降，胃气上逆动膈；或因胃阴亏虚、下元虚寒致胃气衰败，清气不升，浊气不降，气逆动膈而发生呃逆。

【辨证】

临床表现有虚实两类证候。

1. 实证

临床表现：呃声响亮有力，连续发作，形体壮实，胸脘满闷，烦渴，溲黄便结，苔黄腻，脉滑实。

证候分析：多因嗜食辛辣纯酒，或过用温补之剂，胃肠蓄积实热。胃火上冲，故呃声响亮有力，连续发作；气逆于胸则胸脘满闷；胃热伤津，肠间燥结，则烦渴，溲黄便结；苔黄腻，脉滑实为胃热内盛之象。

2. 虚证

临床表现：呃声低微断续，面色少华，手足不温，舌淡，脉沉细。

证候分析：脾胃职司受纳运化，能升清降浊，如脾胃虚弱，虚气上逆，故呃声低微断续；甚则生化之源不足，见形体消瘦，面色少华；阳气不固，则手足不温；舌淡，脉沉细为阳衰气弱之象。

【砭石治疗】

1. 治则 健脾和胃，疏肝理气。

2. 操作方法

a. 温法：将温热砭石板放在腹部中脘穴。

b. 点刺法：点刺中脘、天枢、大横、关元、气海、太冲等穴（图3-83、图3-84）。

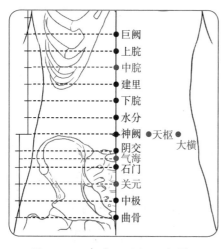

图 3-83 中脘、天枢、大横、
　　　　关元、气海

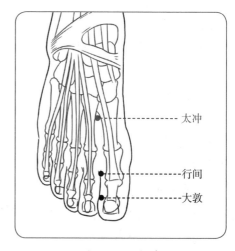

图 3-84 太冲

c.点揉法：将温热砭石板压于攒竹穴上点揉（图3-85）。

3.方义

运用砭石按压攒竹穴，其穴处有交感神经分布，通过膀胱经背俞穴的传导，也可到达脏腑，控制其神经，疏通经络，用砭石放在中脘穴，使之散寒、降火、通郁、补虚、助阳。点刺中脘、天枢、大横、关元、气海、太冲以疏肝和胃，调节胃肠之气。

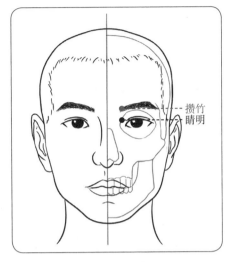

图 3-85　攒竹

十六、便秘

便秘是指大便秘结不通，粪质干燥，坚硬，排便坚涩难下，常数日一行。临床表现为大便秘结不通，排便坚涩难下，粪质干燥如羊屎，时日一行。

【病因病机】

便秘的形成，主要由于大肠传导失职，粪便在肠道停留时间太长，水分被吸收，粪质干燥、坚硬。但与肺、脾、肾三脏亦有密切联系。因肺主肃降，与大肠相表里，肺气不降或肺移热于大肠，均可导致大肠传导失职而成便秘。脾主运化，脾虚运化失健，大肠传导无力，津液输布失常，大肠失于濡润，糟粕内停，形成便秘。肾开窍于二阴，司二便，肾阴不足则肠道干涩，肾阳不足则阴寒凝结，均可导致大肠传导失常而成便秘。

【辨证】

1.热秘

临床表现：大便干结，小便短赤，面红心烦，口干口臭，腹胀腹痛，舌质红，苔黄燥，脉滑实。

证候分析：肠胃积热，耗伤津液，则大便干结；热伏于内，脾胃之热熏蒸于上，故见口干口臭；热积肠胃，腑气不通，故腹胀腹痛；面红心烦，亦为阳明热盛之候。热移膀胱，则小便短赤；苔黄燥为热已伤津化燥，脉滑数为里实之征。

2. 气秘

临床表现：大便秘结，欲便不得，腹中胀痛，胁痛痞满，纳食减少，舌红苔薄白，脉弦。

证候分析：情志失和，肝脾之气郁结，导致传道失常，故大便秘结，欲便不得；糟粕内停，气机郁滞，则腹中胀痛；肠胃气阻，则脾胃不运，故纳食减少。舌红苔薄白、脉弦均肝脾不和，内有湿滞之象。

3. 虚秘

临床表现：腹无胀痛，但觉小腹不舒，有便意而努责乏力，伴多汗、气短、疲乏，舌淡，苔薄，脉细弱无力。

证候分析：肺气虚则大肠传送无力，虽有便意而努责乏力；肺卫不固，腠理疏松，故伴多汗、气短；脾虚则疲乏无力；面色少华、心悸、头晕眼花、舌淡白、脉细弱无力为血虚的表现。

4. 冷秘

临床表现：大便艰涩，排出困难，甚则脱肛，腹中冷痛，畏寒肢冷，面色㿠白，夜尿增多，腰冷膝软，舌淡苔白，脉沉迟。

证候分析：阳气虚衰，肠道传送无力，故大便艰涩、排出困难；阴寒内盛，故腹中冷痛；阳虚温煦无权，故夜尿增多，腰冷膝软；面色㿠白，舌淡苔白，脉沉迟，均为阳虚内寒之象。

【砭石治疗】

1. 治则　实者泻之，虚者补之。

2. 操作方法

a. 刮法：刮后背腰部、小腿前部。

b. 点刺法：点刺中脘、天枢、大横、关元、气海、太冲穴等（图3-86、图3-87）。

c. 推法：脾、胃、肾经行推法。

d. 摩法：在腹部沿脐周做摩法。

3. 方义

砭石结合手法治疗，能够疏通

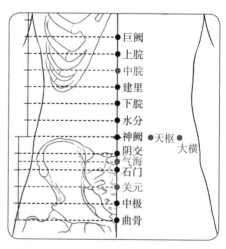

图 3-86　中脘、天枢、大横、关元、气海

经络，通导肠胃，使其经络畅通，阴阳调和。点刺中脘、天枢、大横、关元、气海、太冲穴能调节肠胃之气。沿腹部做摩法，能加强增强胃肠的传导功能。

十七、泄泻

泄泻是指排便的次数增多，粪质稀薄，甚至泻出如水样。大便溏薄而势缓者为泄，大便清稀如水而势急者为泻。本病一年四季均可发生，多发于夏秋季节。

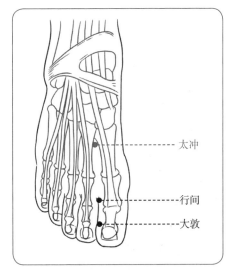

图 3-87　太冲

临床表现有腹痛肠鸣拒按，排便的次数增多，粪质稀薄，甚至如水样，肢体困重，苔白腻，脉濡缓。或暴下如注，气味臭秽，肛门灼热，小便短赤，苔黄腻，脉滑数。或腹痛拒按，肠鸣辘辘，粪便黏稠，臭如败卵，泻后痛减，脘腹痞满，嗳腐吞酸，不思饮食，舌淡红，苔厚腻，脉滑。或黎明腹痛，肠鸣即泻，泻后则安，完谷不化，腰膝酸软，形寒肢冷，舌淡苔白，脉沉细。或大便溏薄，神疲乏力，面色萎黄，不思饮食，稍进生冷油腻即泻，舌淡苔白，脉濡缓。

【病因病机】

感受外邪，饮食所伤，七情不和，影响脾胃运化，脏腑虚弱，运化无力。

【辨证】

1. 寒湿证

临床表现：泄泻清稀，甚至稀薄如水样，腹痛肠鸣，苔白腻，脉濡缓。

证候分析：外感风寒之邪或夏令暑湿秽浊之气，侵袭肠胃，升降失司，清浊不分，饮食不化，传导失司，故腹泻、大便稀薄如水样；寒湿内盛，肠胃气机受阻，则腹痛肠鸣；苔白腻、脉濡缓为寒湿内盛之象。

2. 湿热证

临床表现：腹痛泄泻，泻下急迫，或泻而不爽，粪色黄褐，气味臭秽，肛门灼热，苔黄腻，脉濡数。

证候分析：湿热之邪或夏令暑湿伤及肠胃，传化失常而发生泄泻；湿热下注，故粪色黄褐，气味臭秽，肛门灼热；苔黄腻、脉濡数均为湿热内盛之征。

3.伤食证

临床表现：腹痛肠鸣，大便溏泻，臭如败卵，呕吐酸腐，肚腹胀痛，泻后痛减，脘腹痞满，不思饮食，苔厚腻，脉滑。

证候分析：食滞内阻，浊气上逆，故嗳腐吞酸；饮食不节，宿食内停，阻滞肠胃，传化失常，故肚腹胀痛，宿食不化，下注则大便溏泻，臭如败卵；苔厚腻、脉滑为宿食内停之象。

4.肝脾不和

临床表现：平时多有胸胁胀痛，嗳气食少，每因抑郁恼怒或情绪紧张之时，发生腹痛泄泻，舌淡红，脉弦。

证候分析：七情所伤，情绪紧张之时，肝失调达，横逆侮脾，失其健运，故腹痛腹泻；肝失疏泄，故胸胁胀痛，嗳气食少；舌淡红、脉弦是肝旺脾虚之象。

5.脾胃虚弱

大便时溏时泻，水谷不化，稍进油腻食物，则大便次数增多，饮食减少，脘腹胀闷不舒。

证候分析：脾胃虚弱，运化无权，水谷不化，清浊不分，故大便溏泄；脾阳不振，运化失常，则饮食减少，脘腹胀闷不舒，稍进油腻食物，则大便次数增多；久泻不止，脾胃虚弱，气血来源不足，故面色萎黄，肢倦乏力，舌淡苔白，脉细弱。

6.肾阳虚衰

临床表现：泄泻多在黎明前后，腹部作痛，肠鸣即泻，形寒肢冷，腰膝酸软，舌淡苔白，脉沉细。

证候分析：泄泻日久，肾阳虚衰，不能温养脾胃，运化失常，黎明之前阳气未振，阴寒较盛，故腹部作痛，肠鸣即泻；泻后腑气通利，故泻后乃安；形寒肢冷、腰膝酸软、舌淡苔白、脉沉细为肾阳不足之征。

【砭石治疗】

1.治则　健脾利湿。

2. 操作方法

a. 温法：将砭具加热放在脘腹部做温法。

b. 揉法：将砭具点揉足三里、中脘、脾俞、胃俞（图 3-88 至图 3-90）。

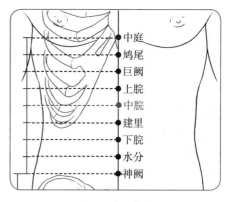

图 3-89　中脘

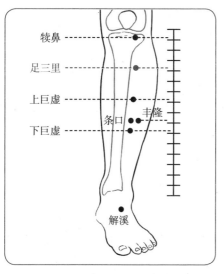

图 3-88　足三里

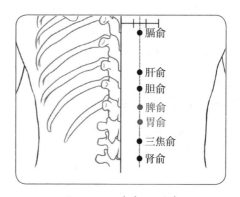

图 3-90　脾俞、胃俞

c. 摩法：用砭具在腹部做顺时针摩法。

d. 刮法：用砭板在背下部及腰骶部做刮法。

e. 推法：用砭板在背部行推法。

3. 方义

在腹部做温法能振奋脾胃之阳气，健脾利湿。脾俞、胃俞为脾、胃之背俞穴，为精气输注结聚之所在，用点揉法有补脾胃之功效，中脘为腑会、足三里为胃经合穴，能调理人体正气培补脾胃。顺时针方向摩腹有健脾和胃的作用。

十八、脱肛

脱肛是直肠黏膜、肛管、直肠全层，甚至部分乙状结肠向下移位，脱出肛外的一种疾病。其特点是直肠黏膜及直肠反复脱出肛门外，伴肛门松弛，多见于儿童及老年人。相当于西医学的肛管直肠脱垂。

【病因病机】

为素体虚弱、劳力产育过多、大病久病致气虚失摄，也可因恣食辛辣、醇酒等刺激之品，湿热内生，下注肠道发生脱肛。

【辨证】

临床常见3类证候如下。

1. 中气下陷

临床表现：便后脱肛，或咳嗽、喷嚏、久立、行走时脱出，伴疲乏无力，食欲不振，大便溏薄，舌淡有齿痕，脉弱。

证候分析：脾胃虚弱，元气失去生化之源，中气不足而下陷，故见便后脱肛；气机不畅，则咳嗽、喷嚏、久立、行走时脱出；中气不足，不能运化水谷，则食欲不振，大便溏薄；脾不纳食，无以生化，精华不升，则见疲乏无力；舌淡有齿痕，脉弱多为中气下陷之象。

2. 脾肾两虚

临床表现：直肠滑脱不收，肛门下坠，腰膝酸软，夜尿频多，腹胀便溏，舌淡苔白，脉沉弱。

证候分析：脾肾两虚，失其固涩，则见直肠滑脱不收，肛门下坠；肾虚则见腰膝酸软，夜尿频多；脾虚则见腹胀便溏；舌淡苔白、脉沉弱均为虚弱之象。

3. 湿热下注

临床表现：直肠脱出，肛门灼热，面赤身热，口干口臭，腹胀便干，小便短赤，舌红苔黄腻，脉濡数。

证候分析：脾运失司，湿热内生，湿性重浊趋下，湿热下注，蕴阻肛门，气机不畅，故见直肠脱出；湿热阻滞，熏蒸肌肤，故见肛门灼热；面赤身热、口干口臭、腹胀便干、小便短赤、舌红苔黄腻、脉濡数均为湿热之象。

【砭石疗法】

1. 治则　补气升提，收敛固涩。

2. 操作方法

a. 温法：将砭具加热后放在腰骶部做温法。

b. 按揉法：将砭具加热后在百会、长强、足三里、承山穴处做揉法（图3-91至图3-94）。

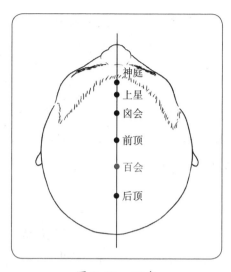

图 3-91 百会

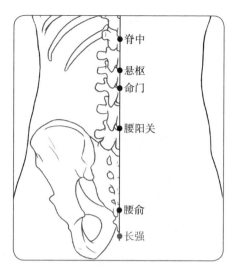

图 3-92 长强

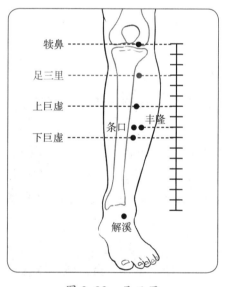

图 3-93 足三里

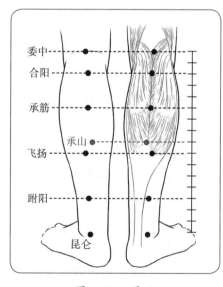

图 3-94 承山

c. 推法：用砭具在背部及下肢脾胃经循行线上做推法。

3. 方义

腰背为阳，故在腰骶部做温法，能温补阳气，增强固摄功能。百会位于头顶，头为诸阳之会，取之可使阳气旺盛，有升提收摄之力。长强为督脉之别络，又在近肛门处，取之可增强肛门约束之力。足三里为胃之下合穴，取之能补益脾胃，以生化源。承山为膀胱经穴，膀胱经别入于肛，故可调理肛门部气机，属循经远部取穴。

十九、腹痛

腹痛是指胃脘以下、耻骨毛际以上部位疼痛而言，可伴发多种脏腑疾病。腹痛大致见于现代医学的急慢性胰腺炎、急慢性肠炎、肠痉挛、胃肠神经官能症等。

【病因病机】

其病因病机较为复杂，或寒邪侵入脏腑或过食生冷，阴寒内盛而作痛；或过食辛辣或暑热内侵导致湿热中阻而痛；或素体中虚，脾阳受损，脏腑失于温养而痛；或饮食失节，食积内停而痛；或因情志刺激；或腹部外伤，气机不利作痛。

【辨证】

临床常见 5 种证型如下。

1. 寒邪内积

临床表现：腹痛骤作，痛无休止，得温稍减，肠鸣腹泻，四肢不温，舌淡苔白，脉沉紧。

证候分析：寒为阴邪，其性收引，寒邪入侵，阳气不运，气血被阻，故腹痛骤作，痛无休止，得温稍减；中阳不足，肠道运化不健，故肠鸣腹泻，寒邪阻滞，阳气不达四末，故四肢不温；舌淡苔白、脉沉紧为里寒之征。

2. 湿热壅滞

临床表现：腹部胀满，痛而拒按，大便不通，舌红，苔黄燥，脉沉实无力。

证候分析：湿热内结，气机壅滞，腑气不通，不通则痛，故腹部胀满，痛而拒按；湿热之邪耗伤津液，胃肠传导功能失常，故大便不通；舌红、苔黄燥、脉沉实无力为湿热壅滞之象。

3. 脾阳不振

临床表现：腹部隐痛，喜温喜按，神疲倦怠，大便溏泻，舌淡苔白，脉沉细。

证候分析：脾阳不足，内失温养，病属正虚，故腹部隐痛，喜温喜按；中阳不足，卫阳不固，故有神疲倦怠；脾阳不振，运化无权，故大便溏泄；舌淡苔白、脉沉细皆为虚寒之象。

4. 饮食停滞

临床表现：脘腹胀满疼痛，痛处拒按，恶心纳呆，嗳腐吞酸，大便泻下臭如败卵，舌苔厚腻，脉滑有力。

证候分析：宿食停滞肠胃，邪属有形，故脘腹胀满疼痛，痛处拒按；宿食不化，浊气上逆，故恶心纳呆，嗳腐吞酸；食滞中阻，升降失司，运化无权，故大便泻下臭如败卵；舌苔厚腻、脉滑有力均属食积之征。

5. 气滞血瘀

临床表现：脘腹胀痛并见，少腹积块，刺痛不移，痛处拒按，舌暗红，脉弦涩。

证候分析：气机郁滞不通，故脘腹胀痛并见；日久由气滞而导致血瘀者，以血属有形，则少腹积块，刺痛不移，痛处拒按；舌暗红、脉弦涩为气滞血瘀之象。

【砭石治疗】

1. 治则　温经散寒，行气止痛。

2. 操作方法

a. 摩法：用砭具环绕脐周做摩法。

b. 擦法：用砭具在腹部沿脾经、胃经、肾经做擦法。

c. 点刺法：用砭具点刺天枢、大横、关元、气海、水道、足三里、蠡沟、公孙、丰隆、大钟（图 3-95 至图 3-98）。

d. 刮法：用砭具刮在腰骶部做刮法。

3. 方义

天枢、大横、关元、气海、水道为局部取穴，疏通胃经、脾经及任脉经气。足三里为胃经下合穴，

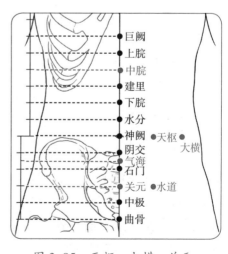

图 3-95　天枢、大横、关元、气海、水道

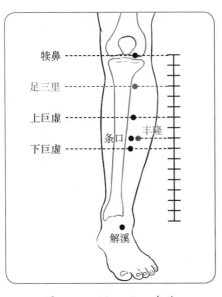

图 3-96　足三里、丰隆

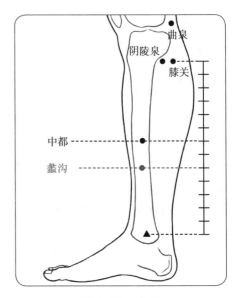

图 3-97　蠡沟

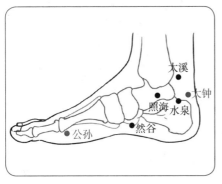

图 3-98　公孙、大钟

合治内府，公孙为脾经络穴，丰隆为胃经络穴，蠡沟为肝经络穴，大钟为肾经络穴，诸穴共治表里，宽腹止痛。腰骶部膀胱经有脏腑的背俞穴，在腰骶部做刮法能调节脏腑经气。

二十、胆囊炎

胆囊炎是胆囊纤维组织增生，病菌感染引起的胆囊炎症。中医学虽没有急性胆囊炎的病名，但根据其临床特点可归于"胁痛""黄疸""胆胀"等，慢性胆囊炎根据其临床表现的特点可归属于"胁痛""肝胃气痛"等门类中。临床可表现为上腹胀满、恶心、呕吐、不思饮食或右上腹紧张、压痛、放射到右肩；或右下腹持续灼痛、压痛、便秘；女性患者月经不调、痛经等。

【病因病机】

多因饮食不洁，或感受外邪，或情志不畅，湿热壅阻肝胆，胆气不舒所致。

（1）情志不遂：情志抑郁或暴怒伤肝，肝胆气滞，疏泄不利，气阻络痹，而致胁痛。

（2）饮食不节：过食肥甘或暴饮暴食，以致湿热之邪蕴结于肝胆，使肝胆失于疏泄条达，而引起胁痛。

凡情志不遂、饮食不节、中焦湿热等均可导致肝胆气滞，湿热塞阻。胆为中清之腑，以通为用。急性胆囊炎多系湿热之邪侵袭肝胆，使肝脏疏泄和胆腑通降功能失权，气血阻滞，不通则痛。湿热熏蒸肝胆，胆汁不循常道，浸淫肌肤而发黄。湿热阻滞中焦，胃失和降则恶心、呕吐。湿热久羁，耗伤肝阴，而形成慢性胆囊炎。慢性胆囊炎病位在胆，而涉及肝与脾胃。

【辨证】

临床上常分为 3 型。

1. 气郁型

临床表现：右上腹隐痛，时作时止，口苦咽干，不思进食，可伴轻度黄疸，舌苔薄白，脉弦。

证候分析：肝气失于条达，阻于胁络，故右上腹隐痛；气属无形，时聚时散，聚散无常，故疼痛时作时止；肝经气机不畅，阻滞胆道，胆汁外溢，故口苦咽干，可伴轻度黄疸；肝气横逆，易犯脾胃，故不思进食；舌苔薄白，脉弦为肝郁之象。

2. 湿热型

临床表现：起病急，右上腹持续性绞痛，阵发件性加剧，腹痛拒按，伴寒战、高热、黄疸，便秘溲赤，舌红苔黄，脉弦滑而数。

证候分析：湿热蕴结于肝胆，肝络失和，胆不疏泄，故右上腹持续性绞痛，阵发件性加剧，腹痛拒按，黄疸；湿热内侵，正气奋起抗邪，故伴寒战、高热；便秘溲赤、舌红苔黄、脉弦滑而数，均为湿热内蕴之象。

3. 脓毒型

临床表现：持续性上腹剧痛，右上腹或全腹腹肌紧张拒按，高热寒战，黄疸，出血，神志淡漠，甚至昏迷，舌红绛，脉弦数。

证候分析：湿热夹毒，郁而化火，热毒炽盛，故持续性上腹剧痛，右上腹或全腹腹肌紧张拒按，高热寒战；脓毒内犯肝胆，迫使胆汁外溢肌肤，故黄疸；神志淡漠，甚至昏迷，为热毒内陷心营；热毒迫血妄行，则见出血；舌红绛、脉弦数为肝胆热毒内盛之象。

【砭石治疗】

1. 治则　清热利湿，行气止痛。

2. 操作方法

a. 刮法：用砭板刮后背中部。

b. 擦法：选后背、右腹、夹脊。

c. 刺法：选穴胆俞、肝俞、胆囊穴、阳陵泉、足三里、三阴交、内关、太冲（图3-99至图3-104）。

d. 叩法：以砭锥叩胆俞、肝俞、后背中部（图3-105）。每日1次或隔日1次，每次30分钟。10次一疗程。

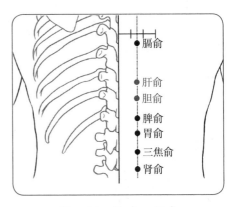

图3-99　胆俞、肝俞

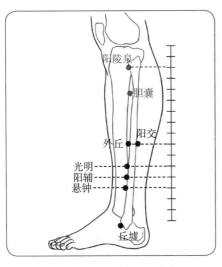

图3-100　胆囊、阳陵泉

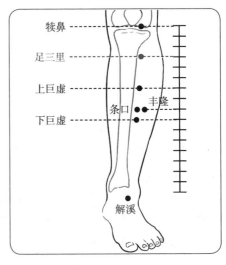

图3-101　足三里

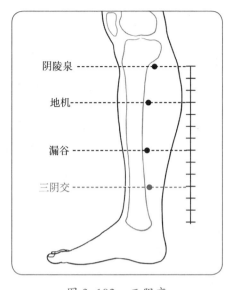

图 3-102 三阴交

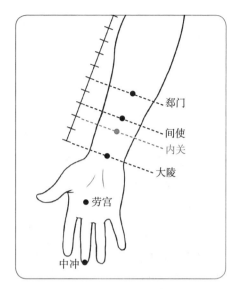

图 3-103 内关

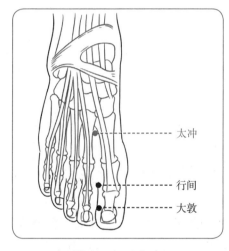

图 3-104 太冲

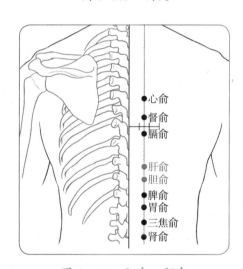

图 3-105 胆俞、肝俞

3. 方义

胆俞、肝俞、阳陵泉以疏肝利胆、行气止痛。太冲为肝经原穴，疏肝理气。胆囊穴为经外奇穴，为治胆囊炎经验穴。内关宽胸理气。足三里健脾运湿。三阴交调节肝经经气。

二十一、糖尿病

本病是以多饮、多食、多尿、身体消瘦或尿浊、尿有甜味为特征的病症，属于中医学"消渴"的范畴。在世界医学史中，中医学对本病的认识最早，并详细记载了糖尿病的症状、并发症及治疗方法。

【病因病机】

其病因主要有以下方面。

（1）饮食不节：过食肥甘、醇酒厚味，损伤脾胃，脾失健运，酿成内热，消谷耗精，发为消渴。

（2）情志不调：五志过极，郁而化火，消灼津液，引发消渴。

（3）劳逸失度：素体阴虚、五脏柔弱之人，劳逸失度，房室失节，致津液亏耗，肾阴受损，肾失固摄，精微下注，故为下消。

消渴是由肺、胃、肾三脏热灼阴亏，水谷转输失常所致的疾病。糖尿病的基本病机是阴虚燥热，阴虚为本，燥热为标，二者互为因果，燥热甚则阴愈虚，阴愈虚则燥热愈甚。病变脏腑在肺、脾、肾三者之中可各有偏重，互相影响。临床上以口渴多饮为主者为"上消"，以消谷善饥为主者为"中消"，以小便频数、尿量增多、腰酸疼痛为主者为"下消"。

【辨证】

临床常见证型如下。

1.上消——肺热津伤

临床表现：烦渴多饮，口干舌燥，尿频量多，舌边尖红，苔薄黄，脉红数。

证候分析：肺热炽盛，耗液伤津，故烦渴多饮、口干舌燥；肺主治节，燥热伤肺，治节失职，水不化津，直趋于下，故尿频量多；舌边尖红、苔薄黄、脉红数是内热炽盛之象。

2.中消——胃热炽盛

临床表现：多食易饥，身体消瘦，大便干燥，苔黄，脉滑实有力。

证候分析：胃火炽盛，腐熟水谷力强，故多食易饥；阳明热盛，耗伤津血，无以充养肌肉，故身体消瘦；胃津不足，大肠失其濡润，故大便干燥；苔黄、脉滑实有力是胃热炽盛之象。

3. 下消

（1）肾阴亏虚

临床表现：尿频量多，浑浊如脂膏，或尿甜，口干唇燥，舌红，脉沉细数。

证候分析：肾虚无以约束小便，故尿频量多；肾失固摄，水谷精微下注，故小便浑浊如脂膏，或尿甜；口干唇燥，舌红、脉沉细数是肾阴亏虚、虚火妄动之象。

（2）阴阳两虚

临床表现：小便频数、浑浊如膏，甚至饮一溲一，面色黧黑，耳轮焦干，腰膝酸软，形寒畏冷，阳痿不举，舌淡苔白，脉沉细无力。

证候分析：肾失固藏，肾气独沉，故小便频数，浑浊如膏；下元虚惫，约束无权，而致饮一溲一；水谷精微随尿液下注，无以熏肤充身，残留之浊阴未能排出，故面色黧黑不荣；肾主骨，开窍于耳，腰为肾之府，肾虚故耳轮焦干、腰膝酸软；命门火衰，宗筋弛缓，故见形寒畏冷、阳痿不举；舌淡苔白、脉沉细无力是阴阳俱虚之象。

【砭石疗法】

1. 治则　清肺润燥，生津止渴。

2. 操作方法

a. 温法：将砭具加热后放在腹部和背部肺俞、脾俞、肾俞穴处做温法。

b. 刮法：用砭具刮背部。

c. 推法：用砭具在脊柱两侧做推法，以膀胱经为主。

d. 点刺法：用砭具点刺尺泽、鱼际、曲池、合谷、足三里、三阴交、内庭、气海、关元、中脘、肾俞、命门（图3-106至图3-114）。

e. 揉法：在肺俞、脾俞、胃俞、胃脘下俞、肾俞、三焦俞等穴处做温法（图3-115）。

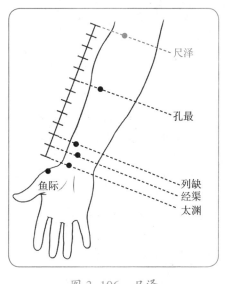

图 3-106　尺泽

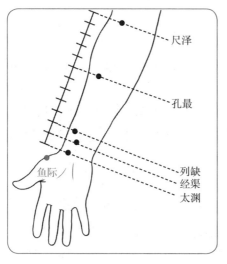

图 3-107　鱼际

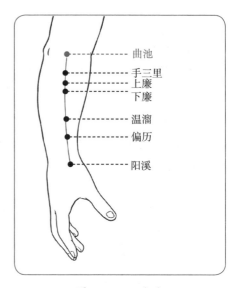

图 3-108　曲池

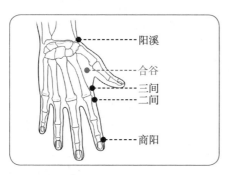

图 3-109　合谷

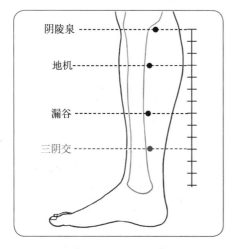

图 3-111　三阴交

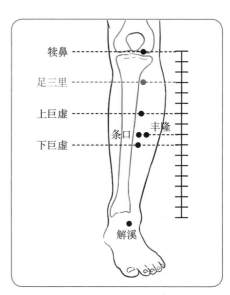

图 3-110　足三里

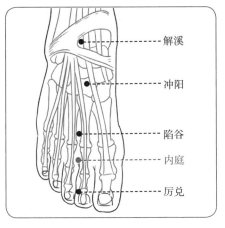

图 3-112　内庭

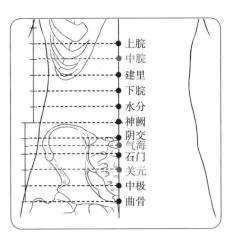

图 3-113　中脘、气海、关元

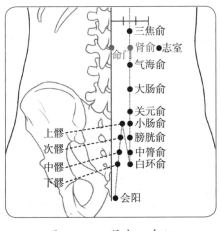

图 3-114　肾俞、命门

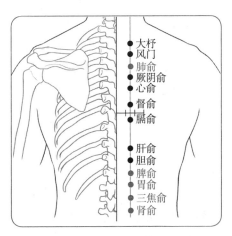

图 3-115　肺俞、脾俞、胃俞、
肾俞、三焦俞

3. 方义

肺俞、脾俞、胃俞、肾俞、三焦俞分别为肺、脾、胃、肾、三焦的背俞穴，刺激上述穴位能滋补脾肺肾。胃脘下俞为治消渴的经外奇穴。点刺尺泽、鱼际、曲池、合谷、内庭能清肺及胃肠之热。点刺气海、关元、中脘、肾俞、命门能培补先后天之气。

二十二、贫血

贫血属于中医学"血虚""虚劳""黄胖病"范畴。临床可表现为头晕眼花，心悸气短，疲乏无力，食欲不振，腹胀恶心，皮肤、黏膜苍白。

【病因病机】

中医学认为其发病机理主要责之于脾胃。由于饮食失调，或脾胃失于健运而使气血生化无源；精血同源，肾生髓藏精，肾气不足则生髓藏精的功能受损，精不足也可导致血虚，或思虑过度，心血暗耗；或久病失血，大病消耗等，导致气血亏虚，脏腑组织器官失养。失血、妊娠、儿童生长期、毒性理化因素等均会导致贫血。

【辨证】

临床常见证型如下。

1. 心脾两虚

临床表现：心悸气短，纳少乏力，面色苍白，肢冷腹满，便溏，舌淡，脉细无力。

证候分析：心虚则血行不畅，脾虚生化之源不旺，气血不足，则心悸气短、纳少乏力；脾虚健运失司，故面色苍白、肢冷腹满、便溏；舌淡、脉细无力均为心脾两虚之征。

2. 肝肾阴虚

临床表现：头晕目眩，耳鸣，盗汗，畏寒，腰膝酸软，舌红少苔，脉弦细数。

证候分析：肝肾不足，气化无权，肝虚阳亢，故头晕目眩；肾虚则不能上奉，故耳鸣、盗汗、腰膝酸软；舌红少苔、脉弦细数均为肝肾阴虚之征。

3. 肾阳不足

临床表现：形寒肢冷，四肢不温，面色㿠白，夜尿频数，舌淡苔白，脉沉细。

证候分析：元阳不足，气化无权，温煦失司，故形寒肢冷、四肢不温，面色㿠白；水湿内停，故夜尿频数；舌淡苔白，脉沉细均为阳虚之征。

4. 脾虚湿困

临床表现：面色晦暗或发黄，脘闷纳少，或浮肿，舌淡苔腻，脉沉迟。

证候分析：脾阳不振，寒湿停聚中焦，运化失职，故面色晦暗或发黄，脘闷纳少；气不化水，故浮肿；舌淡苔腻，脉沉迟，均为脾虚湿困之征。

【砭石治疗】

1. 治则　补益心气，滋阴健脾，和胃养血。

2. 操作方法

a. 点刺法：用砭具在气海、血海、膈俞、心俞、脾俞、肾俞、悬钟、足三里穴处行点刺法（图 3-116 至图 3-120）。

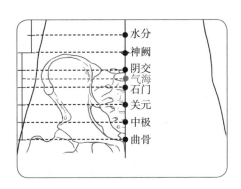

图 3-116　气海

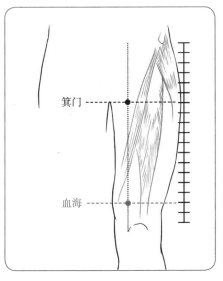

图 3-117　血海

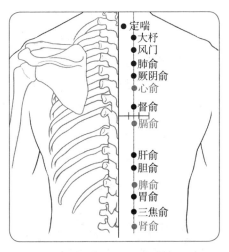

图 3-118　膈俞、心俞、脾俞、肾俞

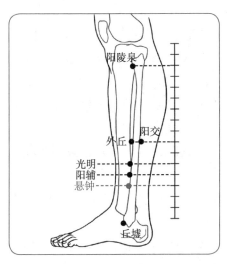

图 3-119　悬钟

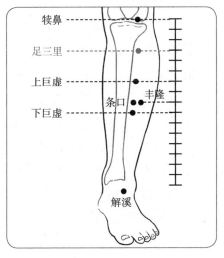

图 3-120　足三里

b. 擦法：用砭石板在大包穴处施以砭石擦法（图3-121）。

c. 振法：用砭具在中脘、下脘及两胁部施以砭石振法。

d. 感应法：常佩戴砭石项链。

3. 方义

贫血系虚证，或气虚，或血虚，或脾、胃、心、肾虚。因此补虚为治疗的根本。取气海、血海以气血双补；膈俞为血会，悬钟为髓会共同养血补髓；心俞、脾俞、肾俞以滋养心、脾、肾，足三里调理脾胃，以助气血生化之源；大包可以调养脾气、补血益气；脾生血、肝藏血，胃纳水谷，故在中脘、下脘及两胁施以振法。

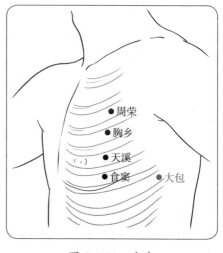

图 3-121　大包

二十三、腰痛

腰痛指以腰部疼痛为主要症状的一类病症。临床表现为腰部一侧或两侧酸重或疼痛，或痛连臀、骶、股、胫，甚则不能转侧，劳累加重。

【病因病机】

腰部多有陈旧劳损，经脉失于濡养，风寒湿邪乘虚而入，阻于腰部，"不通则痛"；或年老体衰，肝肾亏虚，腰为肾之府，肾虚则腰失于濡养，"不荣则痛"。

（1）感受寒湿：感受寒湿之邪，寒邪凝滞收引，湿邪黏聚不化，导致腰部经脉受阻，气血运行不畅而发生腰痛。

（2）感受湿热：岁气湿热行令，或长夏之际，湿热交蒸，或寒湿蕴积日久，郁而化热，转为湿热。湿热阻遏经脉，引起腰痛。

（3）气滞血瘀：跌仆闪挫，损伤经脉气血，瘀血留于腰部，导致经络气血阻滞不通而发生疼痛。

（4）肾亏体虚：先天禀赋不足，加之劳累太过，或久病体虚，或年老体衰，或房事不节，致肾精亏损，无以濡养经脉而发生腰痛。

【辨证】

1. 寒湿型

临床表现：腰部冷痛重着，活动转侧不利，阴雨天加重，休息后不缓解，舌苔白腻，脉迟缓。

证候分析：当寒湿之邪侵袭腰部，痹阻经络时，因寒性收引，湿性凝滞，故腰部冷痛重着，活动转侧不利；湿为阴邪，得阳运始化，静卧则湿邪更易停滞，故虽静卧疼痛不减，阴雨寒冷天气则寒湿更甚，故疼痛加剧；苔白腻、脉迟缓均为寒湿停聚之象。

2. 湿热型

临床表现：腰部弛痛，痛处热天或雨天加重，而活动后或可减轻，苔黄腻，脉濡数或弦数。

证候分析：湿热壅于腰部，筋脉迟缓，经气不通，故腰部弛痛而伴有热感；热天或阴雨天热重湿增，故疼痛加重；活动后气机稍有舒展，湿滞得减，故疼痛或可减轻；湿热下注膀胱，故小便短赤、苔黄腻、脉濡数或弦数均为湿热之象。

3. 瘀血型

临床表现：腰部刺痛，固定不移，疼痛拒按，舌紫暗或有瘀斑，脉细涩。

证候分析：瘀血阻滞经络，以致气血不能通畅，故腰痛如刺，固定不移，疼痛拒按，舌紫暗或有瘀斑，脉细涩，夜间加重，均为瘀血内停之象。

4. 肾虚型

临床表现：腰部酸痛，绵绵不止，喜按喜揉，腰膝无力，劳累痛重，休息缓解，苔白，脉沉细。

证候分析：腰为肾之府，肾主骨髓，肾之精气亏虚，则腰脊失养，故腰部酸痛，绵绵不止，喜按喜揉，腰膝无力，是为虚证所见；劳则气耗，故劳累痛重，休息缓解；苔白、脉沉细皆为阳虚有寒之象。

【砭石治疗】

1. 治则　祛风寒湿，通络止痛。

2. 操作方法

a. 温法：将砭具加热后放在腰部，以温通经络、散寒祛湿、补肾填精。

b. 揉法：用砭具揉腰部、臀部及大腿后部。

c. 刮法：用砭具刮腰部、臀、骶、股、胫至红润。

d. 点法：反复点、揉肾俞、大肠俞、委中、秩边及阿是穴（图3-122至图3-124）。

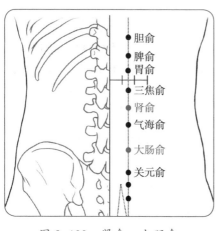

图 3-122　肾俞、大肠俞

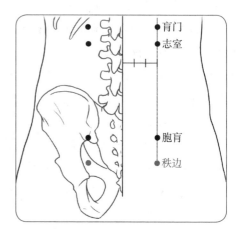

图 3-123　秩边

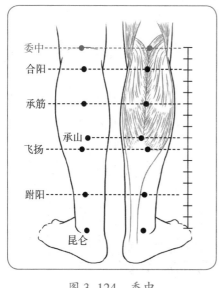

图 3-124　委中

e. 叩法：最后叩法收功。

3. 方义

肾俞、大肠俞、秩边及阿是穴为局部取穴，疏通局部经气，委中为循经远处取穴，通经活络，行气止痛。用砭石温法可以散寒祛湿、温通经络。

二十四、风湿病

风湿病属于中医学"痹证"范畴，为临床常见、多发的一种难治性疾病。风湿是指以肌肉、关节疼痛为主的一类疾病。主要影响身体的结缔组织，可能是免疫系统损伤造成的。在西医学中并不是指某一种特定的疾病，而是一类疾病的总称，包括滑囊炎、强直性脊柱炎、黏附性肩囊炎、骨性关节炎、银屑病、风湿热、类风湿性关节炎 / 复发性风湿病、系统性红斑狼疮、巨细胞性动脉炎、多发性肌炎、腱鞘炎、纤维肌痛、炎性肠病关节炎、风湿性心脏病等。

【病因病机】

风湿病的发生是在人体正气不足时，风、寒、湿、热、燥之邪侵袭，痹阻肌肉、关节、经络之间，致使气血运行不畅，则出现肌肉筋骨关节疼痛、麻木、展伸不利，甚至关节红肿、灼热、畸形。痹病日久成虚、瘀、痰而经络闭塞，气血不通，脉络绌急而致关节肿大、变形，疼痛加剧，皮下结节，肢体僵硬，肌肉瘦削，麻木不仁，且诸症顽固难愈。若复感于邪，邪气内舍而成内痹之象，即脏腑痹，治疗更难，预后更差，故正气不足和风、寒、湿、热、燥邪乘虚伤人是导致风湿病的内外因素，而经络闭塞，气血不通，脉络绌急是风湿病的病机所在。

【辨证】

1. 风寒湿痹

临床表现：风寒湿痹以肌肉筋骨关节疼痛、肿胀，肢体麻木，展伸不利，恶风畏寒，得热痛减，遇冷痛增，舌苔薄白或白腻，脉沉紧或沉弦或滑为主要临床特征。风寒湿痹又有"行痹""痛痹"及"着痹"之分，行痹者，其游走不定，恶风寒；痛痹者，痛剧，遇寒则甚，得热则缓；着痹者，重着而痛，手足笨重，活动不灵，肌肤麻木不仁；其治则以祛风除湿、温经散寒、通络止痛为主。

证候分析：风寒湿痹留滞经络，阻痹气血，故关节疼痛、肿胀，肢体麻木，展伸不利，恶风畏寒，得热痛减，遇冷痛增；风邪善行而数变，故行痹者，游走不定；寒为阴邪，其性凝滞，故痛痹者，痛剧，遇寒则甚，得热则缓。湿性重浊黏滞，故着痹者，重着而痛，手足笨重，活动不灵，肌肤麻木不仁。

2. 风湿热痹

临床表现：风湿热痹以肌肉筋骨关节疼痛，局部红肿、灼热，甚者痛不可及，得冷稍舒，或伴发热、恶风、口渴、烦闷等全身表现，舌质红，舌苔黄或黄腻，脉滑数或濡为主要临床特征。

证候分析：邪热壅于经络、关节，气血郁滞不通，以致局部红肿热、灼热，甚者痛不可及，得冷稍舒。热盛伤津，故致发热、恶风、口渴、烦闷等全身表现；舌质红、舌苔黄或黄腻、脉滑数均为热盛之象。

【砭石治疗】

1. 治则　祛风除湿，化瘀止痛。

2. 操作方法

a. 温法：先将砭块放在 50℃ ~70℃的水中浸泡，擦干后放在患者相应的脊柱部位和疼痛部位。

b. 叩法：用砭砧沿督脉及手足三阳经行叩法，使全身气血运行通畅。

c. 刺法：使用砭板的尾部刺背俞穴，阿是穴及根据部位辨证取穴。膝关节病变可取犊鼻、梁丘、阳陵泉、膝阳关、肾俞、膈俞、足三里、血海、关元等穴（图 3-125 至图 3-131）。

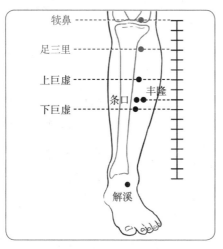

图 3-125　犊鼻、足三里

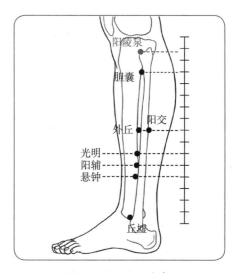

图 3-126　阳陵泉

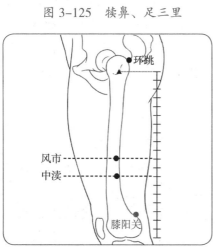

图 3-127　膝阳关

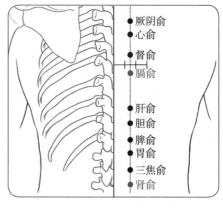

图 3-128　肾俞、膈俞

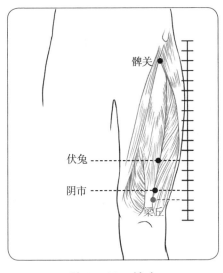

图 3-129 梁丘

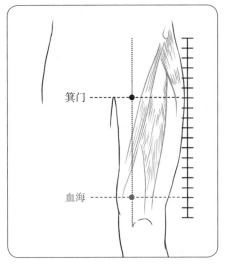

图 3-130 血海

d. 刮法：用砭板刮脊柱及风湿病变相关部位。由于砭石为微晶结构，质地光滑细腻，受术者不感到疼痛，而感到局部温热，非常舒服。施术后皮肤上也不会出现大量血痕。

f. 滚法：用砭棒行脊柱及风湿病变部位的滚法。

3. 方义

《庄子·养生主》："缘督以为经，可以保身，可以全生，可以养

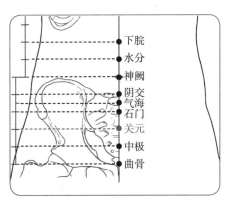

图 3-131 关元

亲，可以尽年。"督脉乃阳脉之海，行于脊柱内部，起于小腹，出于会阴，上达项后，进入脑内，上行巅顶，沿前额下行鼻柱。督脉的两旁是足太阳膀胱经，分别距督脉 1.5 寸和 3 寸处有两条线路，各有 25 个穴位和 14 个穴位，这些穴位与五脏六腑密切相关。因此，督脉与足太阳膀胱经是我们治疗的主要经络。治疗脊柱，可直接改善大脑和全身的气血运行。所以，我们在风湿病的康复中应十分重视督脉的作用，可从督脉入手来进行风湿病的康复。

二十五、强直性脊柱炎

强直性脊柱炎属中医"骨痹""肾痹"等范畴，中医认为痹证是人体脏腑亏损，营卫气血失调，肌表经络受风、寒、湿、热之邪侵袭，使气血经络为病邪所阻，局部失养，而引起的经脉肌肉关节筋骨的疼痛、麻木、重着、肿胀、屈伸不利，甚至强直畸形，损及脏腑为特征的一类疾病。

【病因病机】

肾气亏虚是首因，肾阳不足致督脉空虚，遇风寒湿等外邪侵入，使气血经络受阻，局部失养，而引起经脉肌肉关节筋骨的疼痛、麻木、重着、肿胀、屈伸不利，甚至强直畸形。

【辨证】

1. 肾督阳虚

临床表现：背脊深部冷痛或刺痛，腰尻处疼痛尤著，可上行至颈及胸椎，下涉臂腿酸痛，得湿则痛减，或背脊僵硬、挛痛、活动不利，甚或背柱严重强直、畸形，不能直立、变腰、平视或伴有其他关节疼痛，活动受碍，较常人畏寒，神疲乏力，或纳少便溏，或带下清稀，舌淡紫，苔薄白腻，脉沉细。

证候分析：气血痹阻而致经脉关节拘挛疼痛，遇寒则加重寒湿之邪，侵袭腰背，痹阻经络，寒性收引，湿性凝滞，故背腰拘急疼痛且感觉冷；得温则气血较为流畅，故其痛减；遇寒则血益凝滞，故疼痛加重；风湿寒邪或留于髋股，或下注膝胫，故痛引髋股或膝胫；风寒束表，营卫不和，故见寒热；苔白腻为风湿寒邪侵袭之象。

2. 肾督阴虚，湿热痰滞证

临床表现：背脊部钝痛，腰尻、髋部酸着板滞，甚或掣痛欲裂，脊柱强直、畸形，活动严重障碍，形体消瘦，五心烦热，或有低热，口干，肌肉萎缩，舌红苔薄黄腻，脉细数，

证候分析：肝肾不足，督脉失养，风寒湿邪乘虚而入，邪恋经脉，痰瘀阻闭经脉，损伤筋骨，气血不畅则发生骨痹；或长夏之际，湿热交蒸或寒湿蕴积日久，郁而化热，湿热之邪浸淫经脉，痹阻气血，筋骨失养而致本病。湿热之邪壅滞背、腰、腿部，经脉痹阻，气血郁遏不通，故至疼痛；活动后气机稍有舒展，湿滞得减，故痛或可减轻；湿热内盛，故不畏寒，但恶热；

热灼津液，且内有湿邪，故口干不欲饮；舌红苔黄厚腻，脉濡数皆湿热之象。

【砭石治疗】

1. 治则　温肾壮督，散寒通络，活血化瘀。

2. 操作方法

a. 刮法：用砭具从大椎至长强行督脉刮法；从大杼至白环俞行膀胱经刮法，并在八髎穴、会阴穴行刮法。

b. 温法：将加热砭具放在腰骶部做温法。

c. 点刺法：用砭具点刺大椎、脊中、命门、肾俞、环跳、阳陵泉、委中、承山诸穴（图 3-132 至图 3-135 ）。

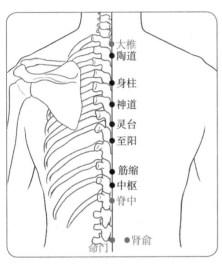

图 3-132　大椎、脊中、命门、肾俞

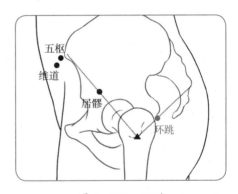

图 3-133　环跳

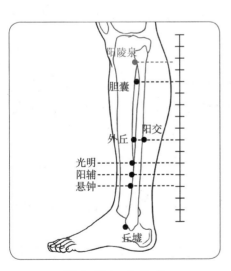

图 3-134　阳陵泉

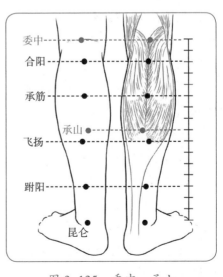

图 3-135　委中、承山

3. 方义

督脉位于脊柱正中，膀胱经循于脊柱两侧，具有补肾强督、通利关节、祛风除湿、活血化瘀的作用。用砭具在腰骶部做温法，具有祛风除湿、通利关节的作用。大椎、脊中、命门、肾俞、环跳、阳陵泉、委中、承山为督脉及膀胱经上穴位，点刺这些穴位能调节两经经气。

二十六、压疮

压疮是长期卧床不起的患者由于躯体的重压与摩擦而引起的皮肤溃烂，多见于半身不遂、下肢瘫痪、久病重病卧床不起的患者，尤其是伴有消渴患者。其特点是好发于受压和摩擦的部位，如枕骨粗隆、肩背、髂骨、坐骨结节、足跟等处部位的皮肤处。一旦发生压疮，就会给患者增加不必要的痛苦，有的甚至危及生命。压疮的临床表现可视为皮肤一系列的活动，颜色深度变化范围由红转白，无组织损失，深度破坏延伸到肌肉、关节囊及骨骼。初起受压的皮肤出现暗红，渐趋暗紫，迅速变成黑色坏死皮肤，痛或不痛。继则坏死皮肤与正常皮肤分界处逐渐液化溃烂，坏死皮肤脱落后，形成较大溃疡面，可深及筋膜、肌层、骨膜。若创面腐烂组织逐渐脱落，出现鲜红色肉芽，创周皮肤生长较快者，压疮可望愈合。若溃烂蔓延不止，溃疡面日渐扩大，周围肿势继续发展，溃疡面有灰绿色脓水腥臭稀薄，且伴体弱形瘦者，则压疮迁延难愈，甚至出现脓毒走窜、内传脏腑之重证，预后较差。

【病因病机】

压疮多因久病卧床，气血运行失畅，肌肤失养，长期摩擦，皮肤破损。中医认为久病气血亏损，受压部位气血瘀滞，血脉不通，经络阻隔，肌肉筋骨失养则溃腐成疮。

【辨证】

1. 气滞血瘀

临床表现：局部皮肤出现褐色红斑，继而紫暗红肿，或有破损，舌边瘀紫，苔薄，脉弦。

证候分析：久病卧床，气血运行失畅，受压部位气血瘀滞，血脉不通，因而局部皮肤出现褐色红斑，继而紫暗红肿，或有破损。舌边瘀紫，脉弦，均为气滞血瘀的表现。

2. 气血虚弱

临床表现：创面腐肉难脱，或腐肉虽脱，新肌色淡，全身衰弱无力，纳差，面色无华，舌质淡，苔白，脉沉细。

证候分析：气血虚弱，难以托毒外出则创面腐肉难脱，或腐肉虽脱，新肌色淡，全身衰弱无力；面色无华、舌质淡、脉沉细均为气血虚弱之象。

【砭石治疗】

1. 治则　气血双补，托疮生肌。

2. 操作方法

a. 刮擦法：用砭具轻轻刮擦局部及足底涌泉穴部位（图3-136）。

b. 推、按、揉、拍法：用推、按、揉、拍等手法按摩肩、背、尾骨及髂骨周围。

c. 温法：最后把加温砭石置放于背部膀胱经部位。

3. 方义

西医学认为砭石具有调整神经

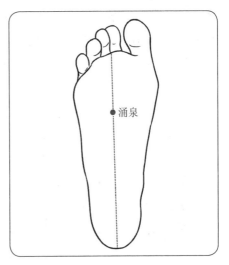

图3-136　涌泉

功能，改善血液循环，增加营养供应，提高机体免疫功能的作用。所以，采用砭石疗法治疗已发生的压疮，可以达到防与治的目的。

二十七、银屑病

银屑病是一种常见的慢性皮肤病，中医称之为白疕，又称牛皮癣，因其以患处表面覆盖银白色的鳞屑为主要症状，故名银屑病。多发生于颈部、肘部、膝部、尾骶部等处，皮损为红斑、银白色鳞屑、瘙痒脱屑。其症状除鳞屑外患处出现红斑疹，融合成片，皮肤粗糙，状如苔藓，剧烈瘙痒，多成对称分布。

【病因病机】

中医认为本病多由外感风热之邪，郁久化热，生风化燥，搏于皮肤；或湿热内蕴，蕴阻肌肤，痹阻经络；或日久气血耗伤，肌肤失养；或热毒之邪，流窜静脉，燔灼营血，内侵脏腑所致。饮食不节，过食辛辣，化生邪热，侵袭肌肤，或日久伤阴，肌肤失荣，血虚生风，而皮肤瘙痒脱屑，或情志内伤，气郁化火，或感受外邪等都可导致该病的发生。

【辨证】

1.血热风燥

临床表现：发病较急，皮肤表面出现红色丘疹，扩散至全身，逐渐融合成片，表面有多层银白色鳞屑，脱屑发痒，搔破有出血点，大便干，小便黄，或有咽痛口渴等症，舌质红，苔薄黄，脉弦滑数。

证候分析：血热则营血失和，络脉充斥，外透皮肤，故发斑疹而色红；血热生风，风盛则燥，故剧痒且脱屑；热邪伤津，故大便干，小便黄；热邪炎上则咽痛口渴；舌质红、苔薄黄、脉弦滑数均为血热风燥之征。

2.血虚风燥

临床表现：皮疹成淡白色，皮损基底暗褐或暗紫，层层脱屑，瘙痒较重，大便干秘，舌暗淡，脉弦细。

证候分析：营血不足，经脉失疏，肌肤失养，故斑疹色成淡白色；风盛则燥，故层层脱皮，且大便干秘；血虚则舌暗淡，鼓动脉搏无力，至脉弦细。

【砭石治疗】

1.治则　滋阴润燥，清热解毒。

2.操作方法

a.铲法：将患处消毒，用砭铲由外向内平铲患处，直至铲平局部，一般多有出血，可拔罐放血。

b.刮法：用砭石刮患处。

c.擦法：用砭石擦患处。

3.方义

砭石具有远红外线和超声波特性，可以清除邪气、活血化瘀、扩张血管、改善微循环。

二十八、老年性皮肤瘙痒症

老年性皮肤瘙痒症是一种较常见的老年性皮肤病，此病的发生可以严重影响中老年人的生活质量和身心健康。常因病因不明，难以治愈，且病情反复，是临床常见而又棘手的皮肤病。

【病因病机】

中医学认为风为百病之长，是瘙痒发生的重要原因，肌肤气血不和是皮肤瘙痒产生的病理基础，故治疗应从风、血两方面着手。老年人气血已衰，故出现皮肤瘙痒症的发病机理主要就是气血虚弱，不能滋养肌肤，加上卫气不足，外受风邪蕴于肌肤，营卫不和所致。

【辨证】

临床常见 3 种证型如下。

1. 风热血热

临床表现：皮肤瘙痒剧烈，遇热更甚，皮肤抓破后有血痂，伴心烦、口干，小便黄，大便干结，舌淡红，苔薄黄，脉浮数。

证候分析：风热外袭，或血热生风，风盛阻于肌肤，故皮肤瘙痒剧烈，因于热邪，故遇热更甚；血热生风则皮肤抓破后有血痂；热扰心神则心烦；热邪伤津，津不上承而口干，肠道津亏而大便干结；热移小肠，故小便色黄；舌淡红、苔薄黄、脉浮数为风热之象。

2. 湿热蕴结

临床表现：瘙痒不止，抓破后汁水淋漓，伴口干口苦，胸胁闷胀，小便黄赤，大便秘结，舌红，苔黄腻，脉滑数。

证候分析：饮食不节，脾失健运，湿热内生，蕴结于肌肤，化热生风，内不得疏泄，外不得透达，故见皮肤瘙痒不止，汁水淋漓；肝胆实热则口苦、口干，胸胁闷胀，小便黄赤，大便秘结；舌红、苔黄腻、脉滑数为湿热蕴结之象。

3. 血虚风燥

临床表现：皮肤干燥，抓破后血痕累累，伴头晕眼花，失眠多梦，舌红，苔薄，脉细数或弦数。

证候分析：年老气血不足或久病耗伤阴血，皆可致阴血亏虚，生风化燥，肌肤失养，而见皮肤干燥、瘙痒；病程较久，反复搔抓，故抓破后血痕累累；血虚失养则头晕眼花，失眠多梦；舌红、苔薄、脉细数或弦数为血虚风燥之象。

【砭石治疗】

1. 治则　养血益气，疏风散邪。

2. 操作方法

a. 刮法：用砭板在患者瘙痒部位自上而下施行刮法，至局部皮肤轻微发红为度。

b. 刮擦法：用砭板刮擦背部，以膀胱经为主。

c. 点刺法：以砭板尖端点刺肺俞、心俞、膈俞、脾俞、肾俞、三阴交、阴陵泉（图3-137、图3-138）。

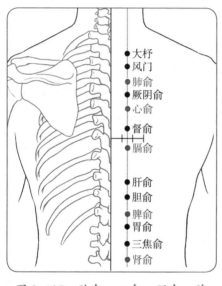

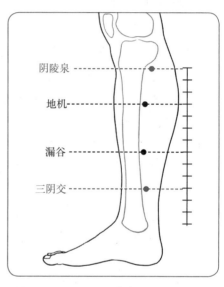

图3-137　肺俞、心俞、膈俞、脾俞、肾俞

图3-138　阴陵泉、三阴交

3. 方义

用砭板刮瘙痒部位，具有透邪外出的作用。"治风先治血，血行风自灭"，点刺脾俞、膈俞、血海，具有养血、活血、祛风的作用。砭石作用于足太阳膀胱经及点按背穴俞，能激发、调节脏腑经络功能，以达到养血活血、通络止痒的目的。

二十九、下肢动脉硬化闭塞症

动脉硬化闭塞症是因动脉粥样硬化而引起的慢性动脉闭塞性疾病，是中老年（45 岁以上）全身动脉粥样硬化病变的一部分，主要侵犯腹主动脉下端，髂动脉、股动脉等大、中型动脉。由于动脉粥样硬化斑块、动脉中层变性和继发血栓形成而逐渐产生管腔闭塞，使下肢发生缺血。早期主要患脚怕冷、麻木、间歇性跛行、小腿痛胀和肌肉萎缩，病情进行多较缓慢。如腹主动脉下端或髂动脉发生闭塞时，走路后整个臀部和肢体都有酸胀疼痛与乏力感。患肢疼痛为持续性静息痛，夜间加剧，发冷、麻木、足背动脉搏动减弱或消失，肢体组织营养障碍，趾甲增厚变形，小腿肌肉萎缩。如肢端动脉发生急性血栓闭塞时，患脚突然严重缺血，出现苍白、紫绀、淤黑、冰冷、持续静息痛，夜间更为剧烈，甚至肢端出现坏疽或溃疡感染，严重者出现全身中毒症，往往导致心、脑、肾等血管病变。

【病因病机】

主要由于脾气不健，肾阳不足，又加外受寒冻，寒湿之邪入侵而发病。脾气不健，化生不足，气血亏虚，气阴两伤，内不能荣养脏腑，外不能充养四肢。脾肾阳气不足，不能温养四肢，复受寒湿之邪，则气血凝滞、经络阻塞、不通则痛。四肢气血不充，失于濡养则皮肉枯槁，坏死脱落。若寒邪久蕴，郁而化热，湿热浸淫，则患肢红肿溃脓。热邪伤阴，阴虚火旺，病久可致阴血亏虚，肢节失养，坏疽脱落。

【辨证】

1. 寒湿阻络

临床表现：患趾（指）喜暖怕冷，肤色苍白冰凉，麻木疼痛，遇冷痛剧。步履不利，多走则疼痛加剧，小腿酸胀，稍歇则痛缓（间歇性跛行）。苔白腻、脉沉细、趺阳脉减弱或消失。

证候分析：寒湿之邪侵袭肢体，郁阻脉络，加之温养不足，故患趾（指）喜暖怕冷，肤色苍白冰凉，麻木，遇冷痛剧；寒凝血脉，气滞血瘀，脉络郁阻不通，故疼痛、步履不利，多走则疼痛加剧，小腿酸胀，稍歇则痛缓；苔白腻、脉沉细、趺阳脉减弱或消失均为寒湿阻络之象。

2. 血脉瘀阻

临床表现：患趾（指）酸胀疼痛加重，步履沉重乏力，活动艰难。患趾（指）肤色由苍白转为暗红，下垂时更甚，抬高则见苍白。小腿可有游走性红斑、结节或硬索，疼痛持续加重，彻夜不能入寐。舌暗红或有瘀斑，脉弦或涩，趺阳脉消失。

证候分析：血脉瘀阻，经血不利，故患趾（指）酸胀疼痛加重；气滞血瘀，气血不达四末，故步履沉重乏力，活动艰难；血脉瘀滞不通，瘀血不化，故患趾（指）肤色由苍白转为暗红，下垂时更甚，抬高则见苍白；血瘀筋脉，郁久化热，湿热循经络流注，故小腿可有游走性红斑、结节或硬索；血脉闭塞不通，故疼痛持续加重，彻夜不能入寐；舌暗红或有瘀斑，脉弦或涩，趺阳脉消失均为血脉瘀阻之象。

3. 湿热毒盛

临床表现：患肢剧痛，日轻夜重，喜凉怕热。局部皮肤紫暗，肿胀，渐变紫黑，浸润蔓延，溃破腐烂、气秽，创面肉色不鲜，甚则五趾相传，波及足背，或伴有发热等症。舌红，苔黄腻，脉弦数。

证候分析：寒湿郁阻脉络，故患肢剧痛，日轻夜重；寒湿郁久化热，故喜凉怕热；湿热下注，故局部皮肤紫暗、肿胀；热胜则渐变紫黑，浸润蔓延；热胜肉腐，故溃破腐烂、气秽，创面肉色不鲜，甚则五趾相传，波及足背；湿热内蕴，故伴发热；舌红、苔黄腻、脉弦数均为湿热毒盛之象。

4. 热毒伤阴

临床表现：皮肤干燥，毫毛脱落，趾（指）甲增厚变形，肌肉萎缩，趾（指）多呈干性坏疽。舌红，苔黄，脉弦细数。

证候分析：热毒炽盛，灼津伤阴，故皮肤干燥、毫毛脱落、趾（指）甲增厚变形；筋脉失养，故肌肉萎缩、趾（指）多呈干性坏疽；舌红、苔黄、脉弦细数均为热毒伤阴之象。

5. 气血两虚

临床表现：面容憔悴，萎黄消瘦，神情倦怠。坏死组织脱落后疮面久不愈合，肉芽暗红或淡红而不鲜。舌淡胖，脉细无力。

证候分析：久病体虚，气血两亏，血虚不能容面，故面容憔悴，萎黄消瘦；气虚故神情倦怠；气血亏虚，肢体得不到濡养，故坏死组织脱落后疮面久不愈合，肉芽暗红或淡红而不鲜；舌淡胖、脉细无力均为气血两虚之象。

【砭石治疗】

1. 治则　散寒祛湿，活血化瘀，通络止痛。

2. 操作方法

a. 温法：将砭具加热后放在患肢局部做温法。

b. 擦、刮、刺、拍法：选用督脉、膀胱经、胆经、肝经、胃经、脾经、肾经，从脊柱入手，循经与按穴结合，采用擦、刮、刺、拍等手法。

c.刺法：用砭具点刺殷门、血海、太冲、阴陵泉等穴（图3-139至图3-142）。

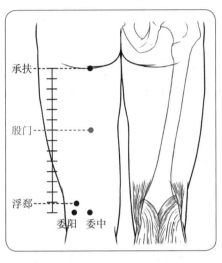

图 3-139　殷门

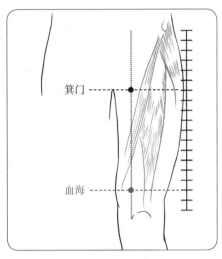

图 3-140　血海

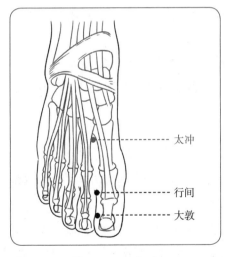

图 3-141　太冲

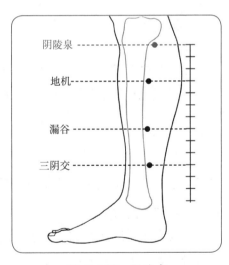

图 3-142　阴陵泉

3.方义

用砭石温法，能温通气血、散寒除湿、行气止痛。膀胱经、胆经、肝经、胃经、脾经、肾经的循行都经过下肢，督脉总督一身之阳，用砭具刮擦这些经脉能调节下肢经气，行气活血。血海、阴陵泉为脾经穴，能散寒除湿，行气活血。太冲为肝经穴，能理气止痛。解溪、殷门为胃经和膀胱经穴，能调节两经经气。

三十、前列腺增生

前列腺增生又称前列腺肥大，是老年男性常见的疾病之一。临床特点以尿频、夜尿次数增多、排尿困难为主，严重者可发生尿潴留或尿失禁，甚至出现肾功能受损。本病属中医的"癃闭"范畴。

【病因病机】

本病的病理基础是年老肾气虚衰，气化不利，血行不畅，与肾和膀胱的功能失调有关。

（1）脾肾两虚：年老脾肾气虚，推动乏力，不能运化水湿，终致痰湿凝聚，阻于尿道而发本病。

（2）气滞血瘀：肝气郁结，疏泄失常，可致气血瘀滞，阻塞尿道；或年老之人，气虚阳衰，不能运气行血，久之气血不畅，聚而为痰，痰血凝聚于水道；或憋尿过久，败精瘀浊停聚不散，凝滞于尿窍，致膀胱气化失司而发为本病。

（3）湿热蕴结：若水湿内停，郁而化热，或饮食不节酿生湿热，或外感湿热，或恣饮醇酒聚湿生热等，均可致湿热下注，蕴结不散，瘀阻于下焦，诱发本病。

【辨证】

1.肺热失宣

临床表现：小便不畅或点滴不通；咽干口燥，胸闷，呼吸不利，咳嗽咯痰；舌红，苔薄黄，脉数。

证候分析：肺热壅盛，失于肃降，不能通调水道，下输膀胱，故小便不畅或点滴不通；肺热上壅，气逆失降，故胸闷、呼吸不利、咳嗽咯痰；热邪伤津，则咽干口燥；舌红、苔薄黄、脉数为里热内郁之象。

2.湿热下注

临床表现：尿少黄赤，尿频涩痛，点滴不畅，甚至尿闭，小腹胀满；口渴不欲饮，发热，或大便秘结；舌红，苔黄腻，脉滑数。

证候分析：湿热下注，壅积膀胱，气化不利，故尿少黄赤、尿频涩痛、点滴不畅，甚或尿闭；尿液蓄积膀胱，气机不畅，故小腹胀满；湿热内盛，津液不布，故口渴不欲饮；湿热郁蒸则发热；湿热结聚下焦，阻滞气机，或热胜伤津，故大便秘结；舌红、苔黄腻、脉滑数为湿热。

3. 中气下陷

临床表现：小腹坠胀，小便欲解不爽，尿失禁或夜尿遗尿，精神倦怠，少气懒言，舌淡，苔薄白，脉细弱。

证候分析：中气不足，清气不升而浊阴不降，故小便欲解不爽；中气下陷，升提无权，则小腹坠胀；脾虚气少，膀胱气化失常，可见尿失禁或夜间遗尿；脾气虚弱，运化无力，气血生化乏源，故精神倦怠、少气懒言；舌淡、苔薄白、脉细弱为气虚之象。

4. 肾阴亏虚

临床表现：小便频数不爽，淋漓不尽，头晕目眩，腰酸膝软，失眠多梦，咽干，舌红，苔薄，脉细数。

证候分析：肾阴亏虚，无阴则阳无以化，故小便频数不爽、淋漓不尽；肾阴亏虚，清空、肾府失养，故头晕目眩、腰酸膝软；肾阴亏虚，心火偏亢，心肾不交，故失眠多梦；阴虚生内热，故咽干；舌红、苔少、脉细数为阴虚火旺之象。

5. 肾阳虚损

临床表现：排尿无力，失禁或遗尿，点滴不尽，面色㿠白，神倦畏寒，腰膝酸软无力，四肢不温，舌淡，苔白，脉沉细。

证候分析：肾阳虚损，命门火衰，膀胱气化不及而传送无力，故排尿无力，点滴不尽；关门不固则尿失禁或遗尿；肾气虚亏，故面色㿠白、神倦；真阳不足，腰失温养，故腰膝酸软无力；阳虚则外寒，四肢失去温煦，故畏寒、四肢不温；舌淡、苔白、脉沉细为肾阳虚损之象。

6. 气滞血瘀

临床表现：小便努责方出或点滴全无，会阴、小腹胀痛，偶有血尿或血精，舌紫黯或有瘀斑，脉沉涩。

证候分析：气机郁滞，肝气失于疏泄，气机不利；血瘀败精阻塞于内，或瘀结成块，阻塞于膀胱尿道之间，故小便努责方出或点滴全无；膀胱气化不利，水蓄膀胱；气滞血瘀日久，不通则痛，故见会阴、小腹胀痛。血瘀日久则络破血溢，而偶见血尿或血精；舌紫黯或有瘀斑、脉沉涩为气滞血瘀之象。

【**砭石治疗**】

1. 治则　温肾益气，活血利尿。

2. 操作方法

a. 温法：以砭板加热放在腹部神阙处及后腰命门部做温法。

b. 刮法：用砭具刮膀胱经、肾经、肝经、任脉，主要是三焦俞、肾俞、关元、中极以砭板烫热而点摩烫刮（图 3-143、图 3-144）。

c. 摩法：用砭具在大赫、尺泽、曲泉、足三里、阴陵泉、三阴交处做摩法（图 3-145 至图 3-149）。

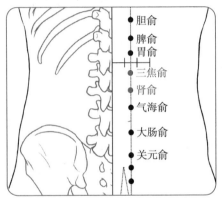

图 3-143　三焦俞、肾俞

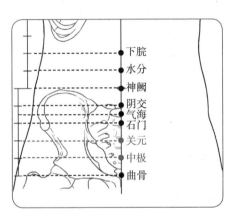

图 3-144　关元、中极

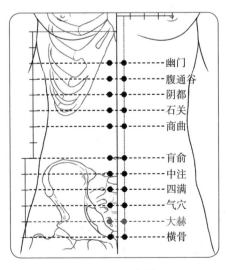

图 3-145　大赫

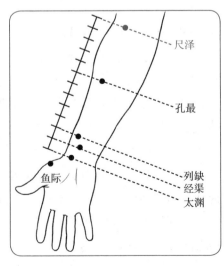

图 3-146　尺泽

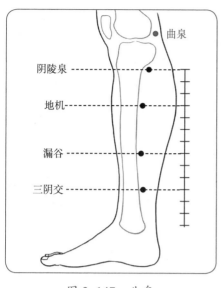

图 3-147 曲泉

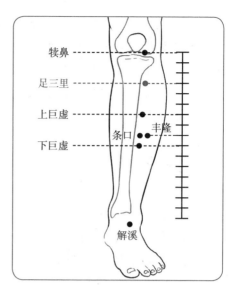

图 3-148 足三里

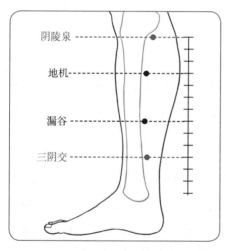

图 3-149 阴陵泉、三阴交

d. 点刺法：用砭具在足部反射区肾上腺、肾、输血管、膀胱、脑下垂体、生殖腺、脊椎、前列腺、尿道，做中等强度刺激。

3. 方义

神阙、命门分别为任督二脉上的穴位，且位于前列腺附近，在此二穴处做温法，能温补阳气。肾经、肝经、任脉都经过阴部，刮肾经、肝经、任脉能通行局部经气。在大赫、三阴交处做摩法可补肾气。点刺足部反射区肾上腺、肾、输血管、膀胱、脑下垂体、生殖腺、脊椎、前列腺、尿道，可行气化瘀。

三十一、乳腺增生

乳腺增生是乳腺组织导管和乳小叶在结构上的退行性病变及进行性结

缔组织的生长，是由内分泌激素失调所致。乳腺病是一种现代都市病，城市女性乳腺病高发的因素是普遍的晚婚晚育、较少的生育次数、较短的哺乳时间，以及快速紊乱的都市生活，这些均可导致内分泌的紊乱，诱发乳腺增生病。而乳腺增生最常见的临床表现就是乳房疼痛，疼痛为患者生活和工作带来诸多不便，影响心情，心情进一步反作用于乳腺，加重乳房疼痛。

【病因病机】

（1）由于情志不畅，忧郁不解，肝气不能正常疏泄，而致肝气郁结，气机阻滞，乳络经脉阻塞不通，不通则痛而引起乳房疼痛；肝气郁久化热热灼津液为痰，气滞痰凝血瘀而成乳房肿块。

（2）因冲任失调，使气血瘀滞，或阳虚痰湿内结，经脉阻塞而致乳房结块、疼痛、月经不调。

【辨证】

1.肝郁痰凝

临床表现：多见于青壮年妇女，乳房肿块随喜怒消长，伴胸闷胁胀，善郁易怒，失眠多梦，心烦口苦，苔薄黄，脉弦滑。

证候分析：情志不遂，或受到情志刺激，肝气郁结，气滞痰凝而致乳房结块，肝气郁滞，不通则痛，故胸胁胀痛。肝郁化热，热扰心神，则失眠多梦、心烦口苦。苔薄黄、脉弦滑亦为肝郁化热之象。

2.冲任失调

临床表现：多见于中年妇女，乳房肿块月经前加重，经后缓解，伴腰酸乏力，神疲倦怠，月经失调，量少色淡，或闭经，舌淡，苔白，脉沉细。

证候分析：经前冲任气血旺盛，气郁更盛，故经前加重；经后经血排空，故经后缓解；冲任气血虚弱则腰酸乏力，神疲倦怠，月经失调，量少色淡，或闭经；舌淡、苔白、脉沉细亦为气血虚弱之象。

【砭石治疗】

1.治则　通经活络，行气止痛。

2.操作方法

体前侧的操作如下。

a.温法：将砭块加热，放在病变处做温法。

b.点揉法：用砭具点揉膺窗、乳根穴，并由上至下点揉任脉穴，力量由轻至重，以患者能耐受为度（图3-150）。

c.刮法：用砭板由外向内辐辏状刮乳房，以患者能耐受、皮肤微发红发热为度。并沿腋中线、腋前线从上至下刮，沿肋由内而外刮，以皮肤微发红发热为度。同时用砭板由上至下刮任脉，以皮肤微发红发热为度。

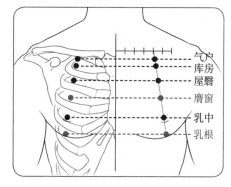

图3-150　膺窗、乳根

体背侧的操作如下：俯卧，疏通督脉、膀胱经气血。

a.刮法：用砭板循督脉、膀胱经从上至下做刮法。

b.点揉法：用砭具点揉督脉、膀胱经穴。

3.方义

温法能通行局部气血。膺窗、乳根为胃经穴，胃经经过乳房，且膺窗、乳根位于乳房附近，刺激两穴能调节局部气血，行气止痛。用砭板由外向内辐辏状刮乳房，并沿腋中线、腋前线从上至下，沿肋由内而外做刮法，同时由上至下刮任脉，能通行经气、活血止痛。

三十二、急性乳腺炎

急性乳腺炎中医称为"乳痈"。多因乳头破损，邪毒外袭，或乳汁淤积，乳络阻滞，郁久化热而成。是以乳房部结块肿胀疼痛、溃后出脓稠厚为特征的乳房疾病。发于妊娠期者称内吹乳痈，发于哺乳期者称为外吹乳痈。常见于哺乳期妇女，尤以初产妇为多见，好发于产后3~4周。男子和婴儿亦可发生，但较少见。初期治疗及时、适当，一般多能消散痊愈；重者有传囊之变。若处理不当，可形成瘘管。

【病因病机】

（1）肝郁气滞：乳头属足厥阴肝经，肝主疏泄，能调节乳汁的分泌。若情志内伤，肝气不舒，厥阴之气失于疏泄，使乳汁发生壅滞而结块；郁久化热，热胜肉腐则成脓。

（2）胃热壅滞：乳房属足阳明胃经，乳汁为气血所生化，产后恣食肥甘厚味而致阳明积热，胃热壅盛，导致气血凝滞，乳络阻塞而发生痈肿。

（3）乳汁瘀滞：乳头破损或凹陷，影响哺乳，致乳汁排出不畅，或乳汁多而婴儿不能吸空，造成余乳积存，致使乳络闭阻，乳汁瘀滞，日久败乳蓄积，化热而成痈肿。

【辨证】

1. 气滞热壅

临床表现：乳汁淤积结块，皮色不变或微红，肿胀疼痛，伴有恶寒发热、头痛、周身酸楚、口渴、便秘，苔黄，脉数。

证候分析：情志不畅，肝气郁结，或乳头破损后外邪袭入，或胎气旺盛，乳汁瘀阻于阳明、厥阴经脉，则聚而成块，且肿胀、疼痛；初病尚未化热或郁热不甚，则皮色不变或微红；外邪侵袭，正邪交争，则恶寒发热、头痛而周身酸楚。阳明热盛伤津，则见口渴而便秘；苔黄、脉数为邪热壅盛之象。

2. 热毒炽盛

临床表现：壮热，乳房肿痛，皮肤焮红灼热，肿块变软，有应指感，或切开排脓后引流不畅，红肿热痛不消，舌红，苔黄腻，脉洪数。

证候分析：胃热肝郁日久，未得及时治疗，久瘀则热毒炽盛，热盛则肉腐成脓，故见乳房肿痛、皮肤焮红灼热、肿块变软、有应指感；切开时机不当，排脓引流不畅，肿痛不减，此时多为脓毒传入其他乳络；舌红、苔黄腻、脉洪数为热毒炽盛之象。

3. 正虚毒恋

临床表现：溃脓后乳房胀痛虽轻，但疮口脓水不断，脓汁清稀，愈合缓慢或形成乳漏，伴全身乏力、面色少华，或低热不退、饮食减少，舌淡，苔薄，脉弱无力。

证候分析：乳痈日久，局部溃烂，脓水淋漓，溃脓后因经络阻滞压力减少，故乳房肿痛减轻；但因正气虚衰，气血亏耗，余毒未尽，难以祛腐生肌，故疮口愈合缓慢，甚可形成乳漏；久病气血两虚，失于濡养，则全身乏力、面色少华；余毒未尽，则低热不退；脾胃虚弱，则饮食量少；舌淡、苔薄、脉弱无力为正气虚弱之象。

【砭石治疗】

1. 治则　清热解毒，通乳透脓。

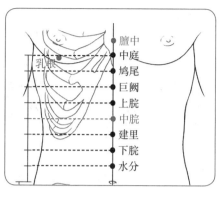

图 3-151 乳根、膻中、中脘

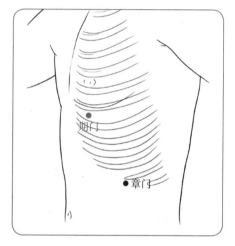

图 3-152 期门

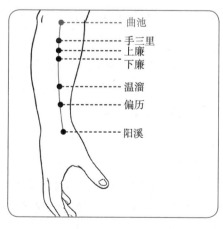

图 3-154 曲池

2. 操作方法

a. 刮法：用砭具刮颈后及肩、背上部，并在乳房周围沿肝经、脾经、胃经、肾经做刮法。

b. 点刺法：用砭具点刺乳根、膻中、期门、中脘（图 3-151、图 3-152）。

c. 揉按法：用砭具揉按肩井、天宗、曲池、足三里、行间等穴（图 3-153 至图 3-156）。

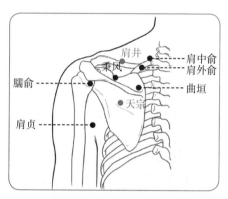

图 3-153 肩井、天宗

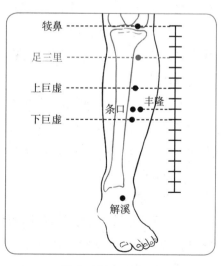

图 3-155 足三里

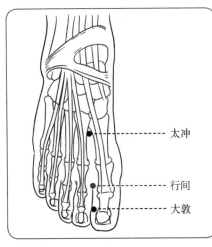

图 3-156　行间

3. 方义

肝经、脾经、胃经、肾经都经过乳房，刮肝经、脾经、胃经、肾经能泻热解郁，通络止痛。膻中为任脉穴，心包募穴，能宽胸理气。乳根为胃经穴，且位于乳房根部，取乳根穴能调节局部经气。期门为肝经募穴，能疏肝理气。中脘为胃经募穴，能调节胃经经气。肩井为治乳病经验穴。行间为胆经荥穴，能清肝胆之热。天宗正对乳房，能行气止痛。曲池为大肠合穴，具有清热作用。足三里为胃经合穴及下合穴，能通行胃气。

三十三、痛经

痛经是指妇女正值经期或行经前后，出现周期性小腹疼痛，或痛引腰骶，甚则剧痛晕厥者，是妇科门诊最常见的病症之一，尤以青年妇女为多见。分为原发性和继发性，原发性痛经系指生殖器官无器质性病变的痛经。原发性痛经多发生于未婚、未孕的年轻妇女，下腹疼痛月经来前数小时发生，再行经第一天达到高峰，可持续数小时或 1~2 天。常表现为下腹胀痛或刺痛，伴面色发白、头痛、头晕、恶心呕吐、手脚发凉等。

【病因病机】

由于情志所伤，起居不慎或六淫为害等，更值经期前后冲、任二脉气血的生理变化急骤，导致冲脉、任脉、胞脉气血不畅，以致"不通则痛"；或经血素亏，冲脉、任脉、胞脉失于濡养，以致"不荣则痛"。

【辨证】

1. 气滞血瘀

临床表现：经前或经行少腹胀痛或阵痛，血色紫暗有血块，块下痛减，胸胁乳房作胀，伴胸胁、乳房胀痛，经色紫黯或有血块，舌质紫暗，脉涩。

证候分析：肝司血海，又主疏泄，肝气条达，则血海通调。因情志拂郁，肝失调达，加之经前、经期气实血盛，而致冲任气血不利，胞脉瘀阻，经血排出受阻，不通则痛，故经前或经期小腹胀痛，行经量少。经血瘀滞故血色紫暗有血块。血块排出，瘀滞减轻，气血暂通，故块下痛减。肝气郁结，故胸胁乳房作胀。舌质紫暗，脉涩为气滞血瘀之象。

2. 寒湿凝滞

临床表现：经前或经行少腹冷痛，牵及腰脊酸楚，喜按，得温痛减，月经延后，月经量少色淡、夹有血块，有经期涉水、淋雨等诱因，苔白腻，脉沉迟。

证候分析：寒湿之邪重浊凝滞，经前冲任气血壅盛，寒湿客于冲任、子宫，与经血相搏结，使经血运行不畅，故月经延后、量少不畅、经前或经行小腹冷痛；得热则凝滞稍减，故得温痛减。苔白腻、脉沉迟均为寒湿内阻、气血瘀滞之征。

3. 气血虚弱

临床表现：经行至经净后小腹绵绵作痛，隐痛喜按，且有下坠感，经水色淡质清，伴面色苍白、神疲倦怠、声低气短、腰痛酸软。面色苍白无华，心悸失眠，苔薄白脉细弱。

证候分析：气血不足，冲任亦虚，经行之后，血随经去，血海空虚，血虚失于濡养，气虚血行迟滞，故经期或经后小腹疼痛，隐痛喜按；气虚阳气不充，血虚精血不荣，故月经量少色淡、面色苍白无华；气血虚弱，脾阳不振，心失所养，故神疲倦怠、心悸失眠；苔薄白、脉细弱为气血两虚之象。

【砭石治疗】

1. 治则　温经散寒，行气止痛。

2. 操作方法

a. 温法：经前 2~3 天起，将砭具加热后放在小腹部做温法。

b. 擦法：用擦法刺激关元及子宫穴（图 3-157）。

c. 点刺法：经前 2~3 天起，用砭锥点刺三阴交、合谷、十七椎等穴（图 3-158 至图 3-160）。

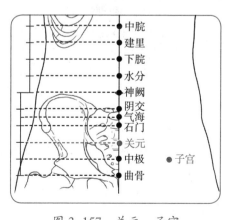

图 3-157　关元、子宫

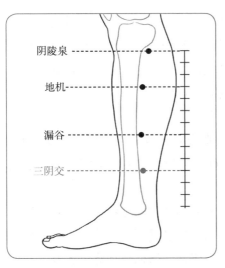

图 3-158　三阴交

d. 旋法：用旋法刺激足三里、合谷（图 3-159、图 3-161）。

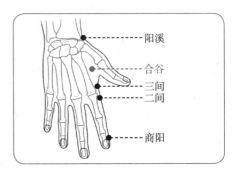

图 3-159　合谷

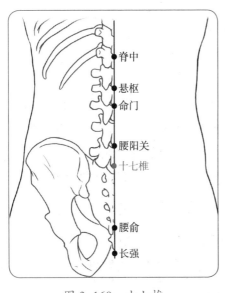

图 3-160　十七椎

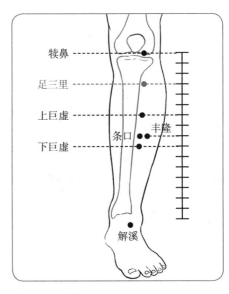

图 3-161　足三里

3. 方义

关元、子宫、十七椎为近部取穴，调节局部经气。合谷，行气止痛。三阴交为肝、脾、肾三阴经交会穴，调节三阴经气。

三十四、人工流产术后调复

人工流产是非意愿妊娠女性终止早孕的最常用方法。患者术后往往出现各种临床症状，如产后恶露不尽、手足冰冷、腰酸腹痛、乏力疲劳、困倦、易感冒、记忆力减退、反应迟钝、注意力不集中、精神不振、失眠多梦、头昏、头痛、抑郁寡欢或急躁易怒、情绪低落及烦躁焦虑等，以术后当月尤其明显。继之发生的则是月经失调、不孕症、盆腔炎等远期并发症。

【病因病机】

金刃损伤胞宫，致冲任不足，肾气亏虚，胞宫瘀滞。

【辨证】

临床表现：胎殒之后，尚有部分残留宫腔内，腰酸腹痛，阴道出血不止，恶露不尽，手足冰冷，精神不振，体倦乏力，急躁易怒，舌淡红，苔薄白，脉沉细无力。

证候分析：胎殒已堕，堕而不全，瘀阻胞宫，新血不得归经，故阴道流血持续不止，甚至大量出血；胎堕不全，留而为瘀，不通则痛，块物排出，腹痛稍减，故腹痛阵作；因胎瘀阻，或残留物滞留胞宫，排瘀受阻，舌淡红，苔薄白，脉沉细无力，则为气虚血瘀之征。

【砭石治疗】

1. 治则　温补冲任，活血祛瘀。

2. 操作方法

a. 推法：自骶椎至颈部由下向上温推，速度由慢到快，以患背部有温热感为度。

b. 刮法：用砭具沿督脉、足太阳膀胱经行刮法。

c. 按法：按压双侧八髎穴、肾俞、命门（图 3-162）。

d. 拍法：拍打八髎穴，以局部皮肤变红、透热为度。

e. 温法：砭石板温熨气海、关元、中极、子宫穴，砭石热度为

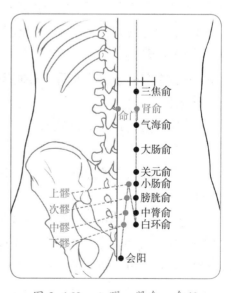

图 3-162　八髎、肾俞、命门

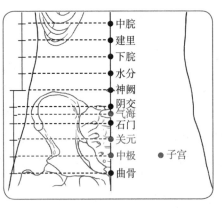

中脘
建里
下脘
水分
神阙
阴交
气海
石门
关元
中极
曲骨
●子宫

图 3-163　气海、关元、中极、子宫

45℃（图 3-163）。

3. 方义

通过砭石的磁场、远红外、超声波及热效应帮助子宫收缩，促进瘀血的排出。"督脉主一身之阳"，足太阳膀胱经为背俞穴分布之所，为脏腑经气之输注，术前及术后背部经络刮痧可起到激发经络之气、通调气血的作用。而温推督脉则可助阳气，祛阴邪。八髎穴可理下焦、健腰膝，肾俞、命门可直接补肾益精，术后按压、拍打八髎穴，可温通下焦气血，培补肾中元阴元阳，减轻人工流产术对"肾主生殖"功能的损害。

三十五、慢性盆腔疼痛

慢性盆腔疼痛是由各种功能性或（和）器质性原因引起的以骨盆及其周围组织疼痛为主要症状，时间超过 6 个月的一组疾病或综合征。有妇科腹部手术史的患者出现慢性盆腔疼痛的比例相当高。临床表现为腰骶疼痛、下腹疼、月经失调、阴道分泌物增多等。

【病因病机】

主要是妇科腹部手术后，气血运行不畅或感染外邪引起。

【辨证】

临床上常见如下 4 种证候。

1. 湿热郁结

临床表现：下腹疼痛，带下量多，黄白夹杂，小便黄赤，舌红苔黄腻，脉滑数。

证候分析：湿热之邪郁结于下焦，与气血相搏，气血运行失常，故见下腹疼痛；湿热留于任带二脉，致任带失约，见带下量多，黄白夹杂；湿热下注膀胱，故小便黄赤；舌红苔黄腻，脉滑数亦为湿热郁结之征。

2.寒湿凝滞

临床表现：小腹冷痛，得热痛减，带下清稀量多，苔白腻，脉沉迟。

证候分析：寒湿留滞于子宫胞脉，气血运行不畅，故小腹冷痛，得热痛减；损伤任、带二脉则致带下清稀量多；苔白腻、脉沉迟亦为寒湿凝滞之征。

3.瘀血内阻

临床表现：少腹疼痛，固定不移，痛引腰骶，经行腹痛加重，带下赤白相兼，面色晦暗，舌暗红有瘀点，脉沉涩。

证候分析：素有湿热郁结，气血运行失畅，瘀血结于子宫胞脉，则少腹疼痛，固定不移；经期后瘀滞加重，故经行腹痛加重；病久伤及任带二脉，故带下赤白相兼；伤及肝肾，则痛引腰骶。面色晦暗、舌暗红有瘀点、脉沉涩亦为瘀血内阻之征。

4.正虚邪恋

临床表现：小腹坠胀，劳累及经期加重，带下清稀量多，头晕目眩，心慌气短，神疲倦怠，舌淡苔白，脉细弱。

证候分析：正气虚弱，邪气未除，瘀浊阻滞冲任，胞络，气血运行不畅，故小腹坠胀，劳累及经期加重；脾虚湿浊内盛，故带下清稀量多；正气虚弱，不能濡养全身各脏腑，可出现头晕目眩，心慌气短，神疲倦怠等虚弱现象；舌淡苔白、脉细弱亦为正气虚弱之象。

【砭石治疗】

1.治则　行气活血，清热解毒。

2.操作方法

实证治疗方法如下。

a.温法：患者平卧于砭毯上，砭毯下放置电热毯以低温加热。目的在于温通气血。

b.刮法：用砭具在督脉及足太阳膀胱经背部循行部位，向心刮拭，刮拭时用力要均匀，刮至出痧。

虚证治疗方法如下。

a.温法：患者平卧于砭毯上，砭毯下放置电热毯以低温加热。

b.推法：患者左侧卧位，以砭具自骶椎至颈部由下向上推。

c.拍法：用砭具拍打八髎穴，以局部皮肤变红、热为度。（图 3-164）

d.按压法：按压八髎穴、肾俞穴、命门穴，以酸胀感为度（图 3-164）。

3.方义

"督脉主一身之阳"，足太阳膀胱经为背俞穴分布之所，为脏腑经气输注之处。温法、刮法助阳气，祛阴邪，疏调脏腑经络气血。

因督脉为"阳脉之海"，温推督脉以鼓舞一身之阳气，八髎穴理下焦、健腰膝，肾俞、命门穴可直接补肾益精。拍法、按压法可温通下焦气血，培补肾中元阴元阳。

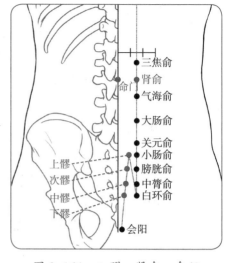

图 3-164　八髎、肾俞、命门

三十六、围绝经期综合征

围绝经期综合征是指妇女在绝经前后出现的经行紊乱、头晕耳鸣、潮热汗出、烦躁易怒、心悸失眠、情绪异常等为主要表现的一组症候群。患者在绝经前后出现月经紊乱、情绪异常、烘热汗出、眩晕耳鸣、失眠健忘、烦躁易怒等症状。

【病因病机】

妇女在绝经前后，肾气渐衰，天癸渐绝，冲任虚衰，月经将断，阴阳失调，脏腑气血失和而出现一系列症状。西医学认为是卵巢功能减退，卵泡数量减少，雌、孕激素分泌减少所引起的内分泌紊乱。

【辨证】

临床常见两种症型。

1.肾阴亏损

临床表现：头面烘热，面色潮红，头晕耳鸣，心悸不安，心烦失眠，五心烦热，口干少津，舌红少苔，脉弦细。

证候分析：肾阴虚不能上荣于头面脑髓，故头晕耳鸣；阴不维阳，虚阳上越，故头面烘热、面色潮红；阴虚内热，故五心烦热、口干少津；肾水不能上济心火，心火独亢，热扰心神，故心悸不安、心烦失眠；舌红少苔、脉弦细均为阴虚之象。

2.脾肾两虚

临床表现：腰部冷痛，四肢不温，头晕目眩，神疲倦怠，形体肥胖，胸脘满闷，纳呆便溏，舌苔薄白或白腻，脉沉迟。

证候分析：肾阳虚衰，命门火衰，阳气不能外达四末，经脉失于温煦，故腰部冷痛、四肢不温、头晕目眩、神疲倦怠；肾阳既虚，则不能温煦脾阳，脾失健运，故形体肥胖、胸脘满闷；舌苔薄白或白腻、脉沉迟均为脾肾阳虚之象。

【砭石治疗】

1.治则　滋养肝肾，调和阴阳。

2.操作方法

a.温法：用加热砭在腰骶、小腹部做温法。

b.刮法：肩背至腰骶部。

c.刺法：用砭在心俞、肝俞、脾俞、肾俞、命门点刺（图3-165）。

d.按法：用砭具在神门、内关、三阴交、太溪、太冲穴处按揉（图3-166至图3-169）。

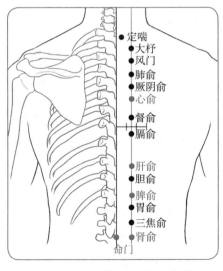

图3-165　心俞、肝俞、脾俞、肾俞、命门

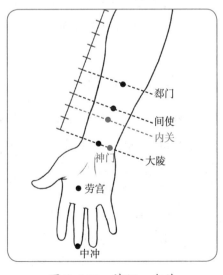

图3-166　神门、内关

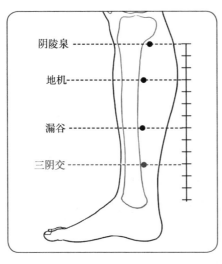

图 3-167 三阴交

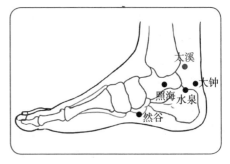

图 3-168 太溪

3. 方义

　　肾俞、命门穴可直接补肾益精，本手法可温通下焦气血，培补肾中元阴元阳。心俞养心安神，肝俞为肝经背俞穴，滋养肝体，太冲疏肝解郁，太溪为肾经原穴，补肾养肝，滋水涵木。三阴交为肝、脾、肾三经交会穴，有滋养阴经的作用。

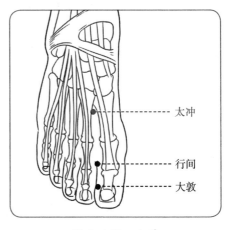

图 3-169 太冲

三十七、肥胖症

　　肥胖症是由于机体生化、生理改变而致热量摄入过多，体内脂肪组织过量蓄积的疾病。肥胖可见于任何年龄，以 40~50 岁中年人多见，特别是妇女。可伴有食欲亢进，疲乏无力，气短多汗，嗜睡等。

　　【病因病机】

　　本症与年龄、体质、饮食、情志、劳逸、遗传等有关，过食肥甘，超过人体需求，营养过剩，聚于体内，生湿生痰，化生痰热。

　　（1）饮食不节：食量过大，善食肥甘。过量肥甘之食，生化为膏脂堆积于体内则为肥人或胖人。过食肥甘厚味，亦可损伤脾胃，脾胃运化失司，导致湿热内蕴，或留于肌肤，使人体肥胖。

（2）好静恶动：中医学认为"久坐伤气"，静而不动，气血流行不畅，脾胃气机呆滞，运化功能失调，水谷精微输布障碍，化为膏脂和痰浊，滞于组织、肌肤，脏腑、经络，而致肥胖。

（3）七情：怒则伤肝，肝失疏泄，或思伤脾等情绪变化，都可影响脾对水液的布散功能而引起肥胖。另外，情绪温和，举止稳静，不易紧张，激动，脾胃功能正常，水谷精微充分吸收转化，也可出现肥胖。俗称"心宽体胖"。

（4）体质：中医学早已注意到体质即遗传因素对肥胖的影响，肥胖者的子女常为肥胖，且为全身性自幼发胖。

【辨证】

临床常分为以下4种证型。

1. 胃热滞脾

临床表现：多食，消谷善饥，形体肥胖，脘腹胀满，面色红润，心烦头昏，口干，口苦，胃脘灼痛，嘈杂，得食则缓，舌红苔黄腻，脉弦滑。

证候分析：胃热脾实，精微不化，膏脂淤积，故多食、消谷善饥、形体肥胖、脘腹胀满；胃热则口干、口苦、胃脘灼痛、嘈杂；舌红苔黄腻、脉弦滑为胃热脾实之象。

2. 痰湿内盛

临床表现：形体肥胖，身体重着，肢体困倦，胸膈痞满，痰涎壅盛，头晕目眩，口干而不欲饮，嗜食肥甘醇酒，神疲嗜卧，苔白腻或白滑，脉滑。

证候分析：痰湿内盛，困遏脾运，阻滞气机，故形体肥胖、身体重着、肢体困倦；痰湿内盛，聚肺为痰，上蒙轻窍，故痰涎壅盛，头晕目眩；痰湿内盛，阻滞气机，气不布津，故口干而不欲饮；苔白腻或白滑、脉滑为痰湿内盛之征。

3. 脾虚不运

临床表现：肥胖臃肿，神疲乏力，身体困重，胸闷脘胀，四肢轻度浮肿，晨轻暮重，劳累后明显，饮食如常或偏少，既往多有暴饮暴食史，小便不利，便溏或便秘，舌淡胖，边有齿痕，苔薄白或白腻，脉濡细。

证候分析：脾胃虚弱，运化无权，水湿内停，故肥胖臃肿，神疲乏力，身体困重，胸闷脘胀，四肢轻度浮肿，晨轻暮重，劳累后明显；暴饮暴食损伤脾胃，导致脾胃虚弱，脾失健运，小便不利，便溏或便秘；舌淡胖、边有齿痕、苔薄白或白腻，脉濡细均为脾胃虚弱，水湿内停之象。

4. 脾肾阳虚

临床表现：形体肥胖，颜面虚浮，神疲嗜卧，气短乏力，腹胀便溏，自汗，气喘，动则更甚，畏寒肢冷，下肢浮肿，尿昼少夜频，舌淡胖，苔薄白，脉沉细。

证候分析：脾肾阳虚，气化不行，水饮内停，故形体肥胖，颜面虚浮，神疲嗜卧，气短乏力，腹胀便溏；脾气虚，则自汗；肾虚，纳气不足，故气喘、动则更甚；脾肾阳虚，失其温煦，故畏寒肢冷；阳虚气不化水，故下肢浮肿、尿昼少夜频；舌淡胖、苔薄白、脉沉细均为脾肾阳虚之征。

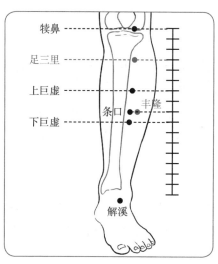

图 3-170 丰隆、足三里

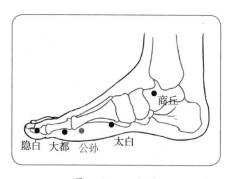

图 3-171 公孙

【砭石治疗】

1. 治则　清胃泻热，健脾化湿。

2. 操作方法

a. 凉法：将砭石用凉水浸泡后放在腹部做凉法 15 分钟。

b. 刺法：用砭具尖端点刺丰隆、公孙、足三里，阴陵泉健脾除湿（图 3-170 至图 3-172 ）。

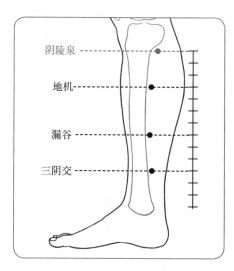

图 3-172 阴陵泉

c. 摩法：用砭石顺时针方向摩腹。

d. 刮法：用砭具刮背部、腰部。

3. 方义：丰隆为化痰要穴；公孙为八脉交会穴，和胃化湿；足三里为胃经合穴；阴陵泉为脾经合穴，合治内府，健运脾胃，化痰除湿。

三十八、产后缺乳

产后哺乳期内，产妇乳汁甚少或无乳汁可下者，称"产后缺乳"。本病在中医学中属于"缺乳""乳汁不行"范畴。

【病因病机】

缺乳的主要病机为乳汁生化不足或乳络不通。常见病因有气血虚弱和肝郁气滞或痰浊阻滞。

【辨证】

1. 气血虚弱

临床表现：产后乳汁少或无，乳房柔软、无胀痛感，纳呆食少，神疲气短，心悸失眠，舌淡苔薄，脉虚细。

证候分析：气血虚弱，乳汁化源不足，故后产乳汁少或无；乳腺空虚，乳汁不充，故乳房柔软、无胀痛感。阳气不振，脾失健运，故纳呆食少，神疲气短；气血虚弱，心失所养，故心悸失眠；舌淡苔薄、脉虚细均为气血虚弱之征。

2. 肝郁气滞

临床表现：产后乳汁不行，乳房胀痛，胸胁胀满，情志抑郁，舌红苔薄黄，脉弦细。

证候分析：情志郁结，肝气不舒，气机不畅，乳络受阻，故产后乳汁不行；乳汁壅滞，运行受阻，故乳房胀痛；肝脉布胁肋，肝气郁滞，失于条达，则胸胁胀满、情志抑郁。舌红苔薄黄、脉弦细乃肝郁气滞之征。

3. 痰浊阻滞

临床表现：乳汁甚少或无乳可下，乳房硕大或下垂不胀满，乳汁不稠；形体肥胖，胸闷痰多，纳少便溏，或食多乳少；舌淡胖，苔腻，脉沉细。

证候分析：素体脾虚，或肥甘厚味伤脾，脾失健运而生痰浊，痰阻乳络，而致乳汁甚少或全无。胸闷纳少，苔腻，均为痰浊阻滞之象。

【砭石治疗】

1. 治则　调理气血，通经下乳。

2. 操作方法

a. 刮法：用砭具刮擦后背部及前胸乳周部。

b. 点刺法：用砭具点刺少泽、膻中、乳根、天宗、脾俞、胃俞、足三里、太冲等穴（图 3-173 至图 3-178）。

c. 按揉法：用砭具按揉乳房周围及背部。

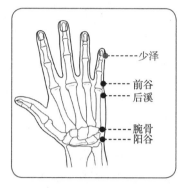

图 3-173　少泽

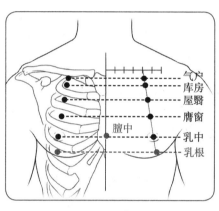

图 3-174　膻中、乳根

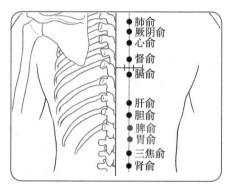

图 3-175　脾俞、胃俞

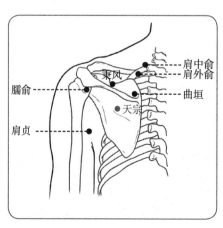

图 3-176　天宗

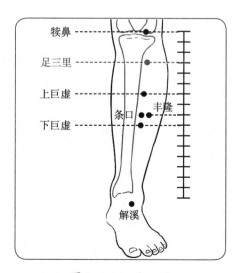

图 3-177　足三里

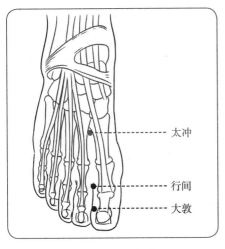

图 3-178　太冲

3. 方义

用砭具刮擦后背部及前胸部以宣通乳房局部经气。少泽为手太阳小肠经之井穴，"小肠主液"，故乳汁不畅，可取小肠经穴。膻中为任脉穴，为气会，取膻中能调气以活血，益气以通脉，从而疏通乳络，治疗缺乳。脾胃为后天之本，气血生化之源，脾俞、胃俞为脾胃的背俞穴，足三里为胃之下合穴，故取脾俞、胃俞、足三里以补脾胃，而资气血生化之源。乳根为胃经穴，足阳明胃经过乳中线，且乳根又为局部穴，取乳根能宽胸理气、通络催乳。太冲为肝经原穴，肝经经过胸胁，去太冲能调气血。天宗为小肠经穴，且天宗正对乳房，取天宗能疏通乳络。

三十九、小儿营养不良

小儿营养不良是摄入的饮食不足，或饮食不能被充分消化吸收，导致小儿身体发育受到影响的疾病。主要是由于喂养不当或某些疾病（如婴幼儿腹泻、先天幽门狭窄、腭裂、急慢性传染病、寄生虫病等）所引起。临床上初期有不思饮食、恶心呕吐、腹胀或腹泻，继而可见烦躁哭闹、睡眠不实、喜欢俯卧、手足心热、口渴喜饮、午后颜面两颧发红、大便时干时稀、小便如淘米水样，日久则面色苍黄、形体消瘦、体重不增、纳食不香、大便溏泄、四肢不温、头发稀少结如穗状、头大颈细、腹大肚脐突出、精神萎靡不振等。

【病因病机】

小儿乳贵有时，食贵有节，若乳食不节，过食肥甘生冷，壅滞中焦，损伤脾胃，影响脾胃运化，对饮食不能正常地消化吸收，脏腑百骸失于濡养，渐至形体消瘦，或喂养不当，营养量不足，生化乏源，或饮食不洁，感染虫疾，耗夺气血，不能濡养形体。

【辨证】

临床表现：形体消瘦明显，肚腹膨胀明显，甚者青筋暴露，面色萎黄无华，毛发稀疏如穗，精神不振，或易烦躁激动，睡眠不宁，或伴动作异常，食欲不振，或多食多便，舌淡，苔薄腻，脉细数。

证候分析：本证多由疳气发展而形成，为疳证较重者。积滞内停，壅滞气机，阻滞肠胃，或夹有虫积，导致脾胃虚损，虚实夹杂。病久脾胃运化功能丧失，气血化生乏源，故毛发稀疏如穗，形体消瘦明显，面色萎黄无华；气血不足，阴液失养，心肝之火内扰，故烦躁激动，睡眠不宁；气机壅塞，络脉瘀阻，故肚腹膨胀，青筋暴露。

【砭石治疗】

1.治则　消积化滞，健脾和胃。

2.操作方法

a.用加热砭具在以肚脐为中心的腹部做温法。

b.摩法：用砭具绕脐做顺时针方向摩腹。

c.点揉法：用砭具点揉中脘、足三里、脾俞、胃俞（图3-179至图3-181）。

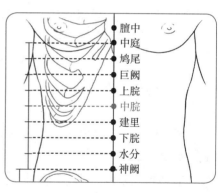

图 3-179　中脘

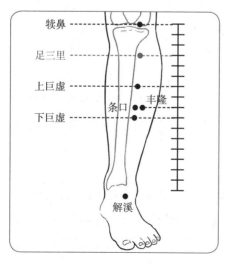

图 3-180　足三里

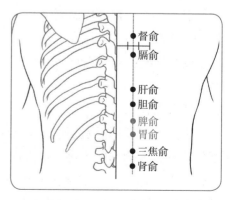

图 3-181　脾俞、胃俞

d. 刮法：用砭具刮督脉、膀胱经。

3. 方义

脾俞、胃俞为脾、胃之背俞穴，为精气输注结聚之所在，用点揉法有补脾胃之功效，中脘为腑会、足三里为胃经合穴，能调理人体正气培补脾胃。顺时针方向摩腹有健脾和胃的作用。在腹部做温法能振奋脾胃之阳气。

四十、小儿遗尿

小儿遗尿又称尿床，是指年满 5 周岁以上的小儿，睡眠中小便不能自行控制，小便自遗，醒后方知的一种病症。本病在中医学中属"遗尿病"范畴。

【病因病机】

为肾气亏虚，下元不固或脾肺气虚，中气下陷或肝经湿热，下注膀胱。

【辨证】

临床上分如下 3 型。

1. 下元虚寒

临床表现：睡中遗尿，神疲肢冷，腰膝冷痛，小便清长，舌淡，脉沉迟无力。

证候分析：肾气不固，膀胱虚冷，制约失司，故睡中遗尿。肾阳不足，命门火衰，故神疲肢冷；腰为肾之府，主骨生髓，肾虚故腰膝冷痛；下元虚寒，故小便清长；舌淡、脉沉迟无力，属虚寒之象。

2. 脾肺气虚

临床表现：睡中遗尿，白天尿频量少，疲劳后遗尿加重，神疲肢倦，舌淡苔白，脉细弱。

证候分析：脾肺气虚，中气下陷，膀胱失约，故睡中遗尿，白天尿频量少，疲劳后遗尿加重；脾肺气虚，输化无权，气血不足，故神疲肢倦。舌淡苔白、脉细弱皆肺脾气虚之象。

3. 肝经湿热

临床表现：夜间遗尿，小便黄少，性情急躁，或夜间咬牙，苔薄黄，脉弦滑。

证候分析：肝经郁热，蕴伏下焦，热迫膀胱，故夜间遗尿；热蕴膀胱，灼烁津液，故小便黄少；热郁化火，肝火偏亢，故性情急躁；肝火内扰心神，故夜间咬牙；苔薄黄、脉弦滑，为湿热内蕴、肝火偏旺之象。

【砭石治疗】

1. 治则　健脾益肺，温肾固摄。

2. 操作方法

a. 刮法：用砭具刮腰骶部，重点是膀胱经和督脉。

b. 温法：将砭具加热后，放在小儿脐部做温法。

c. 点刺法：用砭具点刺三阴交、足三里、气海、关元、中极、膀胱俞（图 3-182 至图 3-185）。

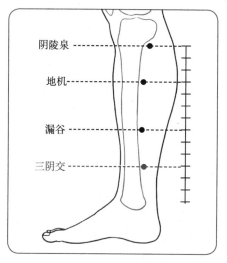

图 3-182　三阴交

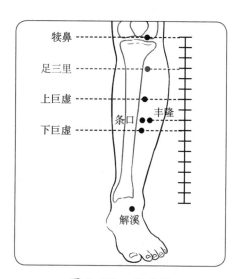

图 3-183　足三里

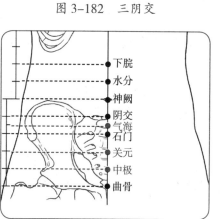

图 3-184　气海、关元、中极

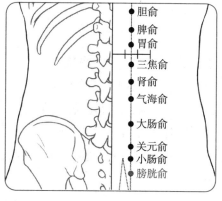

图 3-185　膀胱俞

3.方义

脐部为生命之根蒂，用温法能培元补虚。三阴交为足三阴经交会穴，可通调肝、脾、肾三经之经气而止遗尿。足三里为胃之下合穴，取之能补中气。气海、关元为任脉穴、补虚要穴，取之能补元气。中极为任脉穴、膀胱募穴，膀胱俞为膀胱背俞穴，俞募相配能振奋膀胱气化功能。

四十一、慢性疲劳综合征

疲劳综合征是一组病因不明，各项现代手段检查无任何器质性病变，以持续半年以上的慢性、反复发作性极度疲劳为主要特征的综合征。其症状表现常见于中医学"头痛""失眠""心悸""郁证""眩晕""虚劳"等病症中。由于人们的生活与劳动节奏加快，紧张度增强，特别是脑力劳动者，紧张程度和所遭到的影响更为明显。患者多表现为神经系统、心血管系统、骨骼系统疲劳，持续达半年以上。可见头晕目眩，肌肉疲乏无力或疼痛，咽痛不适，颈前后部或咽喉部淋巴结疼痛，失眠，健忘，精神抑郁，焦虑，情绪不稳定，注意力不集中等。卧床休息不能缓解，影响正常工作和生活。

【病因病机】

中医学认为，本病与肝、脾、肾的病变有关。其病理机制主要在于劳役过度、情志内伤或复感外邪，致肝、脾、肾功能失调，肝主疏泄，肝气条达与否影响到情志与心理活动；肝主筋而藏血，人之运动皆由乎筋力，故肝又与运动、疲劳有关。肝气不疏失于条达，肝不藏血，筋无所主，则会出现涉及神经、心血管、运动系统的各种症状。脾为后天之本，主运化，主四肢肌肉，若脾气虚弱，失于健运，精微不布，则肌肉疲惫，四肢倦怠无力。肾为先天之本，藏精、主骨、生髓，肾精不足则骨软无力，精神萎靡。

【辨证】

1.肝郁气滞

临床表现：神情抑郁，胸胁作胀，嗳气叹息，月经不调，舌苔薄白，脉弦。

证候分析：肝气不舒，则神情抑郁、胸胁作胀、嗳气叹息；肝主疏泄，肝气郁滞则月经不调；舌苔薄白、脉弦均为肝郁气滞的表现。

2. 心脾两虚

临床表现：忧思多虑，失眠多梦，神疲乏力，头昏心悸，食欲不振，舌淡，脉弱。

证候分析：思虑伤脾，耗伤阴血，血不养神，则失眠多梦；脾虚清阳不升则头昏；血不养心则心悸；神疲乏力、食欲不振、舌淡、脉弱均为脾虚的表现。

3. 心虚胆怯

临床表现：心悸易惊，胆怯不寐，心神不宁，舌淡，脉弱。

证候分析：心主神明，胆主决断，心胆气虚，则心悸易惊、心神不宁、胆怯不寐。舌淡、脉弱为心胆气虚的表现。

4. 肝肾两虚

临床表现：头昏耳鸣，失眠多梦，烦热盗汗，舌红苔少，脉细数。

证候分析：肝主筋，肾藏精，主生殖，主骨生髓，且腰为肾之府，肝肾不足则头昏耳鸣，腰膝酸软，阳痿遗精。肾阴虚则失眠多梦，烦热盗汗，舌红苔少，脉细数。

5. 痰扰心神

临床表现：心烦易怒，失眠多梦，胸闷痰多，舌红，苔黄腻，脉弦滑。

证候分析：火扰心神，心神不安则心烦易怒、失眠多梦；痰郁胸中，胸阳不展则胸闷痰多；舌红、苔黄腻、脉弦滑为痰郁化火的表现。

【砭石治疗】

1. 治则　清头明目，舒筋活络。

2. 操作方法

a. 点揉法：用砭石在百会、太阳、听宫、颊车、睛明、四白、水沟、风池、风府等穴位做点揉（图3-186至图3-188）。

b. 刮法：使用砭板在太阳皮部躯干段施以刮法。

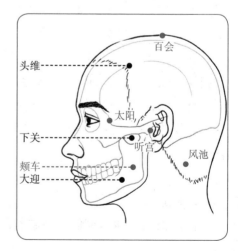

图3-186　百会、太阳、听宫、颊车、风池

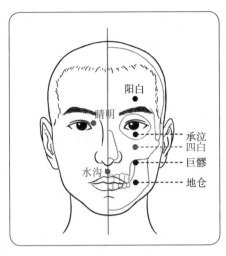

图 3-187 晴明、四白、水沟

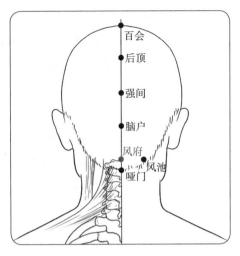

图 3-188 风府

c.点刺法：用砭石在神门、太渊、大陵、阳池、阳溪做点刺（图3-189 至图 3-191）。

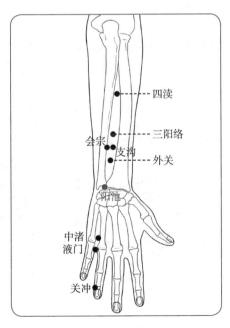

图 3-190 阳池

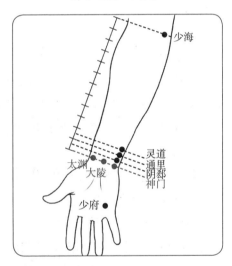

图 3-189 神门、太渊、大陵

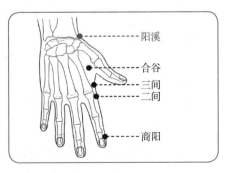

图 3-191 阳溪

d. 振法：用砭石在太阳皮部的四肢部施以振法。

e. 摩、擦法：砭石在胸肋部顺肋骨方向做摩、擦法。

f. 滚、推法：用砭石棒在颈、肩、背、腰及上下肢依次做滚、推等法。

3. 方义

点刺神门、太渊、大陵、阳池、阳溪可改善心悸、失眠等症状，点揉百会、太阳、睛明、四白、听宫、颊车、水沟、风池、风府等穴可缓解颈部肌肉的紧张，从而缓解颈项及腰背酸痛。

四十二、电脑综合征

电脑综合征因长时间操作电脑，或玩游戏，上网不加节制而出现的近视程度加重，眼球干涩，全身不适以及眼、肩颈、腰背、手、足疲劳的一系列症状。

【病因病机】

中医认为久视伤血，加上电脑释放电磁波、放射线，眼角膜表面的水分被蒸发，导致角膜得不到滋润，眼球干涩，长时间端坐，颈部肌肉处以一种紧张状态，则出现颈项及腰背酸痛，全身酸软乏力。

【辨证】

临床表现：有电脑长时间使用史，眼睛疲劳、酸痛，入睡困难、醒后眼分泌物多，并有头肩痛。

症候分析："久视伤血"，加上电脑散热蒸发作用，使眼睛失于津液气血的濡养而疲劳、酸痛，入睡困难、醒后眼分泌物多；长期保持坐姿不变，肩颈部肌肉处于过劳状态，故头肩部疼痛。

【砭石治疗】

1. 治则　清头明目，舒筋活络。

2. 操作方法

a. 刮法：用砭板轻刮额头眉间及太阳穴（图 3-192）。

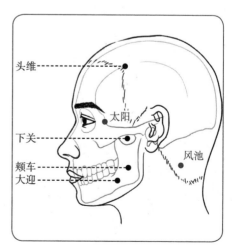

图 3-192　太阳、风池

b. 推法：沿督脉、足太阳经、足少阳经，由额头向项背推。每日1次或隔日1次，每次30分钟，睡前做治疗更好。

c. 揉法：点揉风池、天柱、肩外俞、肩井、天宗等穴（图3-193、图3-194）。

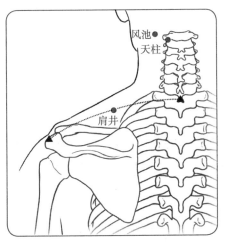

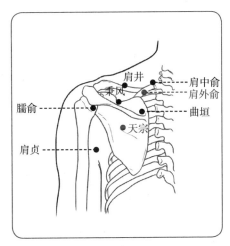

图3-193　风池、天柱、肩井　　　图3-194　肩外俞、天宗

3. 方义

刮额头眉间及太阳穴可缓解眼部疲劳，长时间端坐，颈部肌肉处以一种紧张状态，点揉风池、天柱、肩外俞、肩井、天宗等穴可缓解颈部肌肉的紧张，从而缓解颈项及腰背酸痛。

四十三、颞颌关节紊乱综合征

本病在中医学中属于"痹证""口噤不开"范畴。主要以颞颌关节疼痛、弹响、张口受限为主要病症。

【病因病机】

中医学认为本病多由风寒湿邪侵袭、咀嚼创伤等原因引起面部经脉气血运行不畅，痹阻经络，而肌肉、筋膜关节失养，开合不利，不通则痛；或因肝肾亏损，筋骨失荣，气血不足，气滞血瘀而发病。

【辨证】

临床有两种常见证型。

1. 风寒湿痹

临床表现：颞颌关节疼痛，开口不利，咀嚼受限，关节弹响，遇寒加重，得热稍减，舌淡，苔薄白，脉弦紧。

证候分析：风寒湿邪外袭，闭阻经络，致气血运行不畅，不通则痛，故颞颌关节疼痛，开口不利，咀嚼受限，关节弹响；以寒邪偏盛，故遇寒加重，得热稍减，舌淡、苔薄白、脉弦紧为风寒在表之象。

2. 肝肾不足

临床表现：颞颌关节强直，开合不利，咀嚼障碍，关节弹响，时有酸痛，腰膝酸软，头晕耳鸣，舌红，脉细弱。

证候分析：肝肾同源，精血不足，筋骨失于濡养，则颞颌关节强直，开合不利，咀嚼障碍，关节弹响，时有酸痛；腰为肾之府，肾虚则腰膝酸软；肝肾不足，头窍失于濡养，则头晕耳鸣；舌红、脉细弱为虚弱之象。

【砭石治疗】

1. 治则　温经散寒，祛风除湿。

2. 操作方法

a. 温法：将砭块加热后在颞颌关节处及附近做温法。

b. 点刺法：用砭具尖端在下关、颊车穴及痛点、酸痛处做点刺法（图3-195）。

c. 揉法：用砭具在下关、颊车穴及痛点、酸痛处做揉法。

3. 方义

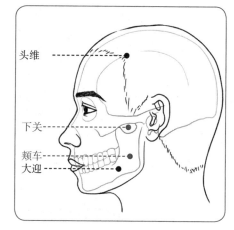

图 3-195　下关、颊车

用砭石热熨局部，能温通经络、运行气血、畅通经脉，使长期疲劳、缺血的肌肉得以恢复。下关在面部耳前方，当颧弓与下颌切迹所形成的凹陷中。下关、颊车及痛点为局部取穴，缓解局部肌肉紧张，调节局部经气。

四十四、近视

近视是以视近物较清楚，视远物模糊不清为特征的一种眼病。多见于青少年。

【病因病机】

或为肝肾精血不足，目失濡养，或劳伤心脾，气血亏虚，目失荣养，发为本病。

【辨证】

临床常见如下两种证型。

1.肝肾亏虚

临床表现：视近尚清，视远模糊，不耐久视，眼前黑花，头晕耳鸣，失眠多梦，腰膝酸软，舌红少苔，脉细数。

证候分析：目为司视之窍，五脏六腑之精气皆上注于目而能视；肝肾两虚，精血不足，神光衰微，故视近尚清、视远模糊、不耐久视；目窍失养，则眼前黑花；头晕耳鸣、失眠多梦、腰膝酸软、舌红少苔、脉细数等皆由肝肾精血亏虚所致。

2.心脾两虚

临床表现：视物能近怯远，面色少华，心悸气短，食少便溏，舌淡，脉细弱。

证候分析：心脾两虚，化源不足，清阳不布，故视物能近怯远；心血虚，不能濡养心脏，故心悸气短；脾虚清阳不升，则见面色少华；脾虚健运失司，则食少便溏；舌淡、脉细弱为心脾两虚之象。

【砭石治疗】

1.治则　补益肝肾，健脾强心，养血明目。

2.操作方法

a.刮法：用砭具自印堂穴始刮向神庭穴；自攒竹穴刮向眉冲穴；自阳白穴刮向头临泣穴；自风池穴刮向肩井穴；自天柱穴刮向大杼穴；自风府穴刮向大椎穴（图3-196至图3-198）。

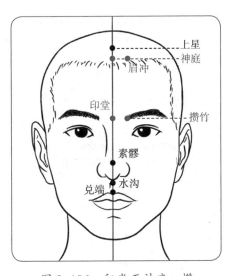

图 3-196　印堂至神庭、攒竹至眉冲

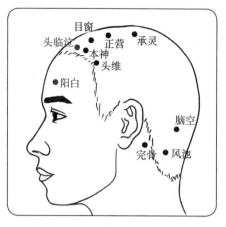

图 3-197　阳白至头临泣

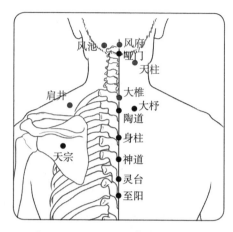

图 3-198　风池至肩井、天柱至
大杼、风府至大椎

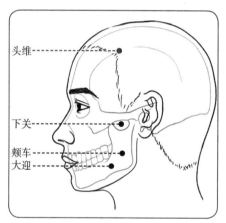

图 3-199　头维

b. 点按法：用砭具点按头维、睛明、承泣、四白、光明穴（图 3-199 至图 3-201）。

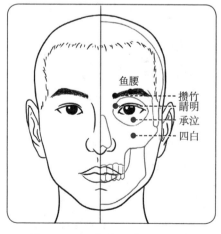

图 3-200　睛明、承泣、四白

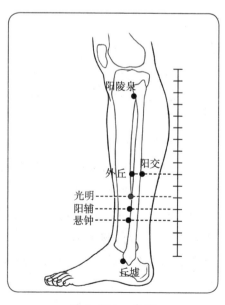

图 3-201　光明

c.揉法：用砭具点揉阳白、攒竹、睛明、承泣、四白、丝竹空、光明穴（图 3-202、图 3-203）。

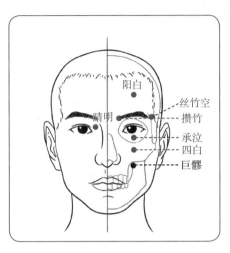

图 3-202　阳白、攒竹、睛明、
承泣、四白、丝竹空

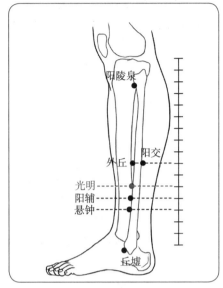

图 3-203　光明

3.方义

印堂、神庭、风府、大椎为督脉穴，可疏通脑部气血；攒竹、阳白、眉冲、头临泣、头维、睛明、承泣、四白、丝竹空位于眼周，调节局部气血，缓解眼肌疲劳；光明是胆经络穴，为眼睛保健要穴；耳和髎、角孙、翳风为三焦经穴，三焦经终于眼部，刮三焦经穴可治疗眼疾；胆经、膀胱经都经过脑部与眼联系紧密，自风池穴刮向肩井穴，自天柱穴刮向大杼穴可调节脑部和眼部气血。

四十五、慢性咽炎

慢性咽炎指慢性感染所引起的弥漫性咽部病变，多发生于成年人，常伴有其他上呼吸道疾病，常因急性咽炎反复发作、鼻炎、鼻窦炎的脓液刺激咽部，或鼻塞而张口呼吸，均中导致慢性咽炎的发生。本病在中医学中属"虚火喉痹"范畴。患者咽部有异物感，作痒微痛，干燥灼热等；常有黏稠分泌物附于咽后壁不易清除，夜间尤甚，意欲清除而后快。分泌物可引起刺激性咳嗽，甚或恶心、呕吐。检查若见咽部黏膜弥漫性充血，色暗红，并附有少量黏稠分泌物，为慢性单纯性咽炎。

【病因病机】

为外感邪热，或劳欲过度，伤及肺肾之阴，虚火内生，或灼津为痰，凝滞咽窍。

【辨证】

1. 阴虚火旺

临床表现：咽干痒痛，时轻时重，痰黏量少，咽黏膜红肿或干萎如蜡纸，伴午后低热，腰膝酸软，舌红少苔，脉细数。

证候分析：阴虚津少，虚火上炎，故咽干痒痛；肺阴不足，肃降失职，肺气上逆，则痰黏量少；虚火久灼，气血瘀滞，故咽黏膜红肿；肺肾阴虚，咽喉失于濡养，故咽黏膜干萎如蜡纸；午后低热、腰膝酸软、舌红少苔、脉细数皆为阴虚火旺之象。

（2）痰瘀交阻

临床表现：咽干涩刺痛，痰黏难除，咽黏膜红肿，小瘰丛生，伴有潮热口干，舌苔黄腻，脉滑数。

证候分析：邪毒久滞，虚火久蒸，炼津成痰，气机阻滞，血行不畅，邪毒与痰、瘀搏结于咽喉，故咽干涩刺痛，痰黏难除，咽黏膜红肿，小瘰丛生；潮热口干，舌苔黄腻，脉滑数为痰湿郁热之象。

（3）阴虚津枯

临床表现：咽干甚痒，灼热燥痛，饮水后痛可暂缓，异物感明显，夜间多梦，耳鸣眼花；舌质红少津，脉细数。

证候分析：病程迁延日久，阴津损伤更甚，甚至阴虚津枯；阴虚津枯，虚火上炎，故咽干甚痒、灼热燥痛、饮水后局部得到滋润故痛可暂缓；肾开窍于耳，肾阴虚则耳鸣；虚热上扰心神则夜间多梦；舌质红少津、脉细数亦为阴虚的表现。

【砭石治疗】

1. 治则　滋阴降火，化痰利咽。

2. 操作方法

a. 刮法：用砭具在颈部两侧及前侧和胸背上部做刮法。

b. 点刺法：用砭具点刺风池、天突、扶突、人迎、大椎、鱼际、丰隆、太溪、照海（图 3-204 至图 3-209）。

c. 揉法：揉肺俞、肾俞及阿是穴（图 3-210）。

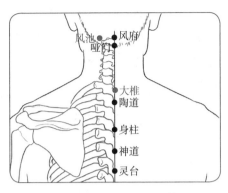

图 3-204　风池、大椎

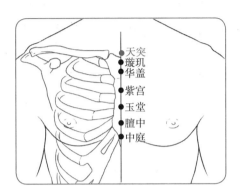

图 3-205　天突

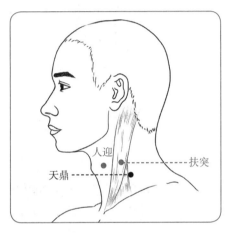

图 3-206　扶突、人迎

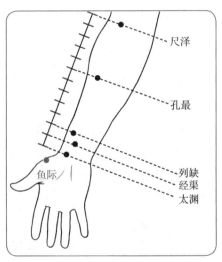

图 3-207　鱼际

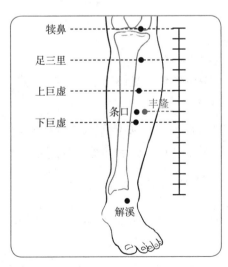

图 3-208　丰隆

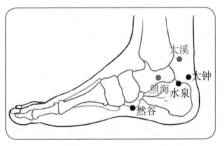

图 3-209　太溪、照海

3. 方义

风池、天突、扶突、人迎位于咽部附近，点刺这些穴能调节局部经气，行气活血。鱼际为肺经荥穴，点刺大椎、鱼际能清热止痛。丰隆为化痰要穴，太溪为肾经原穴能益肾滋阴，照海为八脉交会穴，通阴跷脉，能治咽喉疾患。肺俞、肾俞为肺、肾背俞穴，能滋补肺肾。

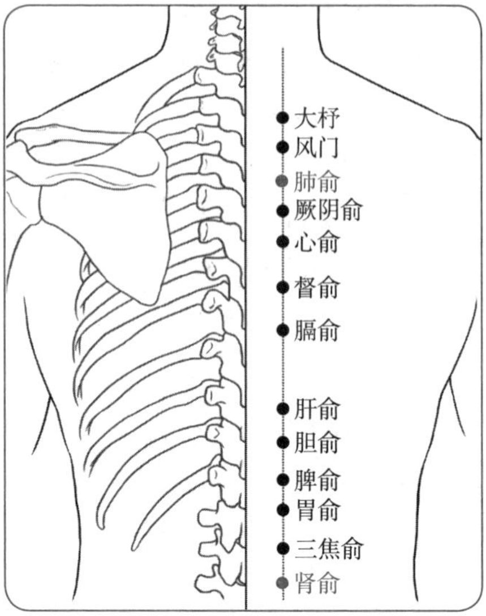

图 3-210　肺俞、肾俞

● 大杼
● 风门
● 肺俞
● 厥阴俞
● 心俞
● 督俞
● 膈俞
● 肝俞
● 胆俞
● 脾俞
● 胃俞
● 三焦俞
● 肾俞

四十六、牙痛

牙痛是由龋齿、牙髓炎、根尖周围炎及冠周炎等引起一个共同症状。当急性发作时，疼痛十分剧烈。本病在中医学中属于"齿痛"范畴。

【病因病机】

病因病机为风火毒邪，滞留脉络，胃火素盛又食辛辣厚味或风热邪毒外犯引动胃火，循经上损龈肉脉络，或肾阴不足，虚火上炎灼伤牙龈，齿失肾精荣养而引发牙痛。

【辨证】

临床上常见如下 3 种证型。

1. 风热证

临床表现：牙痛如风掣，遇风即发，得冷痛减，受热痛增，牙龈红肿，可伴发热恶寒，头痛口渴，舌红苔白，脉浮数。

证候分析：风寒外客，郁而化火；或口腔不洁，垢秽蚀齿，风热引动伏邪，以致出现牙痛如风掣，遇风即发，得冷痛减，受热痛增，牙龈红肿；发热恶寒、头痛口渴、舌红苔白、脉浮数等表热证。

2. 胃火证

临床表现：牙痛剧烈，牙龈肿痛甚连腮颊，伴牙龈溢脓渗血，口渴饮引，口臭便秘，舌苔黄腻，脉洪数。

证候分析：胃火炽盛，循经上蒸齿龈，故牙痛剧烈；火灼脉络，则出血；热伤筋膜，则牙龈溢脓；火热结聚，则牙龈肿痛甚连腮颊；热伤津液，故口渴饮引、口臭便秘、舌苔黄腻、脉洪数均为阳明腑热之象。

3. 肾虚证

临床表现：牙齿隐痛或微痛，时作时止，日久不愈，龈肉萎缩，牙齿浮动，伴腰酸痛，头晕眼花，舌红嫩，无浊苔，脉细数。

证候分析：肾阴虚，虚火上炎，结聚齿龈，故牙齿隐痛或微痛，时作时止，日久不愈，龈肉萎缩；火烁齿龈，又失濡养，龈痿骨松，故牙齿浮动；腰酸痛、头晕眼花、舌红嫩、无浊苔、脉细数均为肾阴虚之象。

【砭石治疗】

1. 治则　清热解毒，消肿止痛。

2. 治疗方法

a. 点刺法：用砭具点刺下关、颊车、风池、太阳、合谷、二间、内庭、太溪、行间、太冲等穴（图3-211 至图 3-215）。

b. 刮法：用砭具刮背部，重点刮督脉及膀胱经。

c. 擦法：用砭具在面部做擦法。

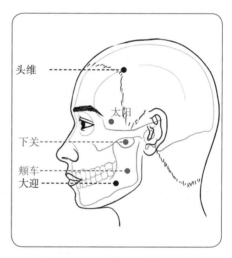

图 3-211　下关、颊车、太阳

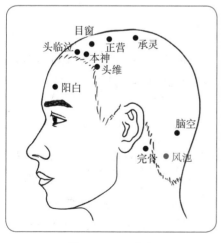

图 3-212　风池

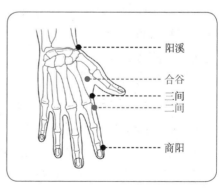

图 3-213　合谷、二间

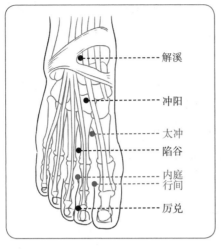

图 3-214　内庭、行间、太冲

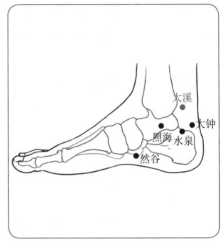

图 3-215　太溪

3. 方义

足阳明胃经入上齿，手阳明大肠经入下齿。下关、颊车为胃经在面部的穴位，合谷、二间、内庭为手足阳明经的远端穴，可清泻阳明火热之邪，通络止痛。风池、太阳位于头面部，能清头面风热。太溪为肾经原穴，能滋阴补肾，降火止痛。行间、太冲为肝经荥穴和原穴能清肝胆之热。督脉及膀胱经属阳主表，刮督脉及膀胱经能清解表热。

四十七、耳鸣、耳聋

耳鸣、耳聋都是听觉异常的症状。以患者自觉耳内鸣响，如闻潮声，或细或暴，妨碍听觉的称耳鸣；听力减弱，妨碍交谈，甚至听觉丧失，不闻外声，影响日常生活的称耳聋。

【病因病机】

情志不舒，气机郁结，气郁化火；或暴怒伤肝，逆气上冲，循经上扰清窍；或饮食不节，水湿内停，聚而为痰，痰郁化火，以致蒙蔽清窍发为本病。素体不足或病后精气不充，恣情纵欲等使肾气耗伤，髓海空虚，导致耳窍失充；或饮食劳倦，损伤脾胃，使气血生化之源不足，经脉空虚不能上承于耳发为本病。

【辨证】

1. 肝火上扰

临床表现：耳鸣突发，鸣声如潮，或如雷鸣，听力减退，耳痛或流脓，胁痛口苦，尿黄便干，舌红苔黄、脉弦数。

证候分析：肝胆互为表里，足少阳胆经入耳中，肝火循经上扰耳窍，则耳鸣突发，鸣声如潮，或如雷鸣，听力减退，耳痛或流脓；肝经布胁肋，肝气郁结，则胁痛；肝火内炽，灼伤津液，则口苦、尿黄便干。舌红、苔黄、脉弦数均为肝火内炽之象。

2. 痰火郁结

临床表现：耳鸣如蝉，听力减退，耳胀痛流脓，咳痰黄稠，舌红苔黄腻，脉滑数。

证候分析：痰火郁结，蒙蔽清窍，故耳鸣如蝉、听力减退、耳胀痛流脓；痰火犯肺，肃降失常，则咳痰黄稠；舌红苔黄腻、脉滑数为内有痰热之征。

3. 风热上扰

临床表现：外感热病中，出现耳鸣或耳聋，伴头痛、眩晕、心中烦闷，耳内作痒，或兼寒热身痛等表证。舌苔薄白，脉浮数或弦数。

证候分析：风热上扰，故耳鸣、头痛、眩晕；邪客肌表，则寒热身痛；苔薄白、脉浮数亦为外感之征。

4. 肝肾阴虚

临床表现：耳鸣如蝉，听力减退，头晕目眩，腰膝酸软，失眠多梦，五心烦热，舌红少苔，脉细数。

证候分析：肾开窍于耳，肾精亏损，不能声奉于耳，则耳鸣如蝉，听力减退；肾主骨生髓，脑为髓之海，肾元亏损，髓海空虚，则头晕目眩；腰为肾之府，肾虚则腰膝酸软；肾阴不足，虚火内扰心神，则失眠多梦、五心烦热。舌红少苔、脉细数为肝肾阴虚之象。

5. 清气不升

临床表现：耳鸣、耳聋，时轻时重，休息暂减，劳则加重，四肢困倦，神疲乏力，食少便溏，脉细弱，苔白腻。

证候分析：脾气虚弱，清阳不升，故耳鸣、耳聋；脾虚失健运则食少便溏；脾主四肢，脾虚则四肢困倦，神疲乏力；劳则伤中气，故耳鸣加重；

脉细弱、苔白腻均为脾气虚弱之征。

【砭石治疗】

1. 治则　清肝泻火，豁痰开窍，健脾益气。

2. 操作方法

a. 感应法：将砭具放到耳道口，用手指刮砭具。

b. 刮法：用砭具轻刮耳周。

c. 点刺法：用砭具点刺翳风、听会、听宫、耳门、中渚、侠溪、肾俞、太溪、脾俞、胃俞等穴（图 3-216 至图 3-220）。

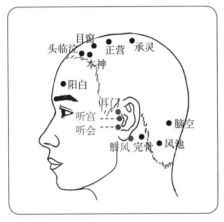

图 3-216　翳风、听会、听宫、耳门

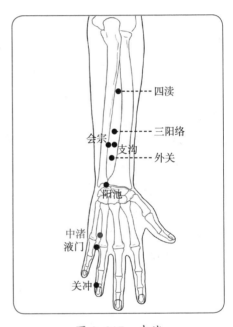

图 3-217　中渚

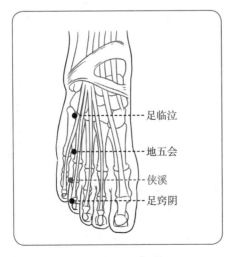

图 3-218　侠溪

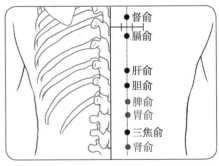

图 3-219　肾俞、脾俞、胃俞

d. 揉按法：用砭具在耳周揉按。

3. 方义

在耳周做刮法及按揉法能作用于耳局部，调节局部经气。用感应法时，手指刮砭具，使砭具发出声波或超声波，能促进耳部和脑部的气血流畅。手足少阳经循耳之前后，取翳风、耳门、听会以疏导少阳之

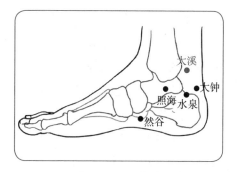

图 3-220　太溪

气。听宫为手太阳小肠经循行于耳部的穴位，取之能调节局部经气。中渚、侠溪清手足少阳之火。太溪为肾经原穴，取之能补肾气。肾俞、脾俞、胃俞为肾、脾、胃背俞穴，取之能补肾、脾、胃。

四十八、过敏性鼻炎

过敏性鼻炎，又称变态反应性鼻炎。相当于中医的"鼻鼽"，临床以阵发性鼻痒，连续喷嚏鼻塞、鼻涕清稀量多，喉部不适、咳嗽为主要症状。

【病因病机】

中医学认为本病由于机体肺气不足，卫阳不固，外感风寒之邪，致气机阻滞，津液停聚所致，治疗应以益气壮阳、固本为主，宣肺通窍，散寒祛湿为辅。

【辨证】

过敏性鼻炎一般分为以下 3 型。

1. 肺气虚弱

临床表现：鼻窍奇痒，喷嚏，清涕涟涟，鼻塞，鼻内黏膜肿胀苍白，平素畏风寒，倦怠懒言，气短音微，舌淡，苔薄白，脉虚弱。

证候分析：肺气虚风寒异气乘虚而入，故鼻痒、喷嚏；气虚不摄津液则清涕不止，风寒水湿内外之邪壅滞于鼻窍，则鼻塞；肺气失宣，水津不布，水液停聚故鼻窍肌膜水肿；舌质淡、苔薄白、脉虚弱均为气虚之象。

2. 肺脾气虚

临床表现：鼻塞、鼻涕清稀、淋漓而下，嗅觉迟钝，双下鼻甲黏膜肿胀，苍白或灰白，呈息肉样变。并伴见头昏头重，神疲气短，四肢困倦，

胃纳欠佳，大便稀溏，舌质淡或淡胖，边有齿痕，苔白，脉濡缓。

证候分析：脾主运化，输布五谷之精微以充五脏。脾虚则肺失所养，土不生金，肺无力敷布水津，则水湿上泛鼻窍，故双下鼻黏膜肿胀，甚则形成息肉。脾失健运，故可见纳差、便溏、舌质淡胖、苔白、脉濡缓。

3. 肺肾虚弱

临床表现：鼻鼽多为常年性，鼻痒嚏多，清涕难敛，早晚较甚，鼻窍黏膜苍白水肿，平素畏风寒，四肢不温，面色淡白或见腰膝酸软，遗精早泄，小便清长，夜尿多，舌质淡，脉沉细弱。

证候分析：肾为水火之宅，内藏命火，为五脏动力之源，肾虚，命门火衰，则肺失温煦，水液不化，上泛鼻窍，故清涕难敛；寒凝水结，则鼻窍黏膜水肿，肺肾气虚，摄纳无力；气不归元，而上越鼻窍，故鼻痒喷嚏，且常伴有咳嗽气喘；舌质淡、脉沉细均为肺肾气虚、脉失所养之象。

【砭石治疗】

1. 治则　益气壮阳，宣肺通窍。

2. 操作方法

a. 温法：用砭具在命门、肾俞、八髎穴处做温法（图 3-221）。

b. 刮法：将砭具加热后沿膀胱经反复刮拭。

c. 点按法：将砭具加热后在肺俞，脾俞和肾俞穴上点按（图 3-222）。

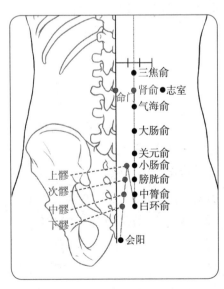

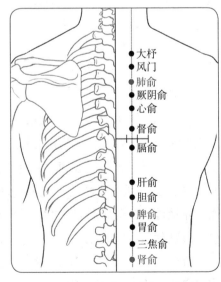

图 3-221　八髎、命门、肾俞　　　　图 3-222　肺俞、脾俞、肾俞

d. 点刺法：用砭具点刺印堂、迎香、足三里（图 3-223、图 3-224）。

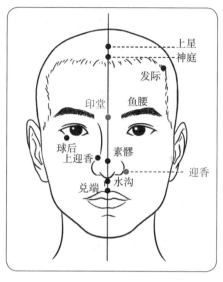

图 3-223　印堂、迎香

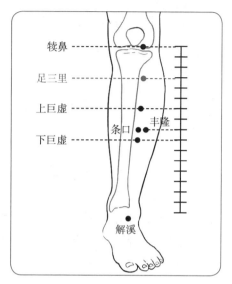

图 3-224　足三里

3. 方义

过敏性鼻炎与体质有关，故取命门、肾俞、八髎补肾阳，肺俞、脾俞补脾肺。印堂位于鼻上两眉之间，又为督脉穴，督脉经过鼻部，取印堂可调节局部经气。迎香为手阳明大肠经位于鼻部的穴位，取之能行气活血。足三里为胃之下合穴，又为强壮要穴，且胃经起于鼻部，故取足三里能调节胃经经气，增强体质。

第二节　经筋病

一、面瘫

面瘫是以口角向一侧歪斜为主要症状的一种临床上常见的神经系统疾病。病后患侧耳后乳突部常有疼痛感觉，病侧面部表情消失，额纹消失，不能皱额皱眉，眼睑不能闭合，流泪，病侧口角下垂，口角歪向健侧，鼻唇沟变浅，鼓气时病侧口角漏气，容易流涎，进食时食物常嵌在齿颊间，可伴有味觉减退。病程延久，部分患者口角歪向患侧，名为"倒错"现象。

【病因病机】

中医认为面瘫的发生根本原因为体内正气不足，卫外不固，邪气乘虚而入，致使经脉闭阻，气血不行，面部经筋失养，纵缓不收而致。用针灸的方法治疗面瘫，经过取穴、针刺手法操作的实施，来激发经气，通经活络、散风祛邪，使面部气血通调，筋脉得养，功能得以恢复。

【辨证】

1. 风寒型

临床表现：多有面部受凉。如迎风睡眠，电风扇对着一侧面部吹风过久等。一般无外感表证。起病突然，每在睡眠醒来时，发现一侧面部板滞、麻木、瘫痪，不能作蹙额、皱眉、露齿、鼓颊等动作；口角歪斜，漱口漏水，进餐时食物常常停滞于病侧齿颊之间；病侧额纹、鼻唇沟消失，眼睑闭合不全，迎风流泪等症。

证候分析：面颊部为阳明、少阳经筋所布，风寒之邪侵袭阳明经络，导致经气失和，经筋失养，纵缓不收。风邪善行数变故起病突然，出现面颊瘫痪不能自主的表现。

2. 风热型

临床表现：往往继发于感冒发热、中耳炎、牙放肿痛之底伴有耳内、乳突轻微作痛。起病突然，每在睡眠醒来时，发现一侧面部板滞、麻木、瘫痪，不能作蹙额、皱眉、露齿、鼓颊等动作；口角歪斜，漱口漏水，进餐时食物常常停滞于病侧齿颊之间；病侧额纹、鼻唇沟消失，眼睑闭合不全，迎风流泪等症。

证候分析：面颊部为阳明、少阳经筋所布，风寒之邪侵袭阳明经络，导致经气失和，经筋失养，纵缓不收；风邪善行数变故起病突然，出现面颊瘫痪不能自主的表现，若热邪郁滞少阳可出现耳后疱疹、耳痛、听觉及味觉障碍。

【砭石治疗】

1. 治则　通经活络，散风祛邪。

2. 操作方法

a. 擦法：先用砭板光滑的面，在患侧面部沿肌肉走行方向滑动摩擦，约2分钟。

b.刮法：沿面部经络或肌肉走向刮拭，最好由下向上单向刮拭，以局部皮肤微有热感为度。

c.温法：在患侧耳、面部用砭具加热，以活血通络、养颜强筋。

d.刺法：用砭具点刺翳风、阳白、攒竹、颊车、地仓、迎香、四白、曲池、合谷等穴（图3-225至图3-228）。

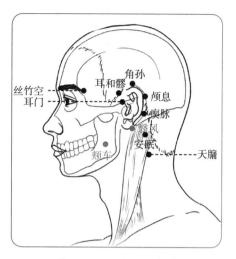

图3-225 翳风、颊车

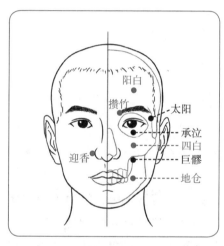

图3-226 阳白、攒竹、地仓、迎香、四白

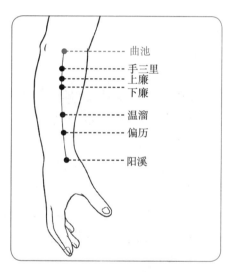

图3-227 曲池

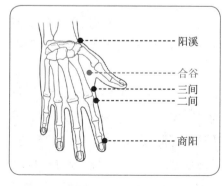

图3-228 合谷

3.方义

翳风、阳白、攒竹、颊车、地仓、迎香、四白为局部取穴，有舒筋活络、活血化瘀的作用。曲池、合谷为循经远处取穴，调节阳明经经气，以通经活络、祛风散邪。

二、三叉神经痛

三叉神经痛是指三叉神经分布范围内反复出现的阵发性闪电样短暂而剧烈疼痛的综合征。中医典籍中无三叉神经痛病名的记载，但根据其发病特点属于"偏头痛""偏头风""面痛"等病证范畴。在中医文献中可以发现许多对本病的症状描述及证治论述。

【病因病机】

中医认为本病的病因可分为外感、内伤两大类，但是无论何种原因引起的疼痛均多与火邪有关。正如《证治准强》中所说："面痛皆属火盛。"本病的发生主要是由于风寒之邪自表侵袭，闭阻经络；或由情志不畅，气郁化火，肝胆郁火循经上扰；或由素体阳明热盛，加之喜食辛辣，肥甘厚味，致使胃中积热上扰颜面；或由久病入络，气血淤滞，不通则痛。

【辨证】

1. 风寒证

临床表现：面侧呈短阵性刀割样剧痛，每因冷天或感风寒发作或加重，头面畏寒喜热，面肌抽掣，有紧缩感，四末厥冷或冷麻，舌苔薄白，脉浮紧或沉迟。

证候分析：风寒之邪侵犯少阳、阳明之经，经脉闭阻，经气不利则面部剧痛，遇冷发作或加重；寒为阴邪易伤阳气，则头面畏寒喜热；寒主收引，则面肌抽掣、有紧缩感；寒性凝滞，阻遏阳气，阳气不达于四末，则四末厥冷或冷麻；舌苔薄白、脉浮紧或沉迟均为风寒之象。

2. 肝火亢盛证

临床表现：患侧呈频繁之阵发性电击样疼痛，疼时面红目赤，烦躁易怒，怒则发作或加重，胁肋胀痛，口苦口干，溲赤便秘，舌质红，苔黄，脉弦数。

证候分析：暴怒伤肝或情志久郁，郁而化火，循经上扰，灼伤脉络，故见面颊频繁阵发性电击样疼痛，怒则发作或加重；肝开窍于目，肝经火旺则面红目赤；热扰心神则烦躁易怒；肝胆郁火内炽，则口苦；热伤津液，则口干、溲赤、便秘；肝经"布胁肋"，胆经"循胸过季胁"，郁火难发，经气不利，则胁肋胀痛；舌红苔黄、脉弦数均为肝火亢盛之象。

3. 胃火上攻证

临床表现：面颊呈短阵性剧痛，其痛如灼，昼轻夜重，遇热诱发，牙痛似脱，龈肿口臭，胃脘灼痛，口渴喜饮，便干溲黄，舌质红，苔黄，脉滑数。

证候分析：足阳明胃经循行于面部，为多气多血之经，气实热盛，若素体阳盛或喜食辛辣炙煿，肥甘厚味，以致胃中积热循经上扰，则面颊剧痛、其痛若灼、遇热诱发；胃经"入上齿中"，阳明热盛熏蒸，则牙痛似脱、龈肿口臭；胃中积热伤及胃腑则胃脘灼痛；热伤津液，则口渴喜饮、便干溲黄；舌红苔黄、脉滑数均为胃火之象。

4. 气滞血瘀

临床表现：病程较长，痛如锥刺刀割，痛处固定不移，疼痛反复发作，面色晦暗，舌质紫暗或见瘀斑瘀点，脉弦细或细涩。

证候分析：因情志不畅，肝失疏泄，气不行则血不畅，久之气滞血瘀，或久病入络，瘀血内阻，而致颜面疼痛如锥刺刀割，且疼痛反复发作痛处固定不移；瘀血阻络，颜面失荣，则面色晦暗；舌质紫暗而见瘀斑瘀点，脉弦细或细涩均为瘀血内阻之象。

【砭石治疗】

1. 治则　行气活血，通络止痛。

2. 操作方法

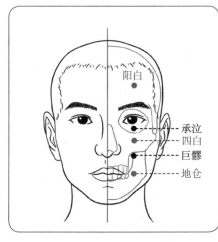

图 3-229　阳白、四白、地仓

a. 抹法：用砭具在患者面部做抹法。

b. 点刺法：用砭具点刺阳白、四白、下关、颧髎、颊车、地仓、大迎、风池、翳风、曲池、列缺、合谷、侠溪、太冲（图 3-229 至图 3-234）。

c. 刮法：用砭板沿面部经络或肌肉走向刮拭，也可在头部、颈、背部行刮法手法轻柔。

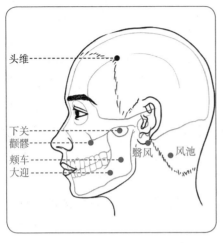

图 3-230　下关、颧髎、颊车、
大迎、翳风、风池

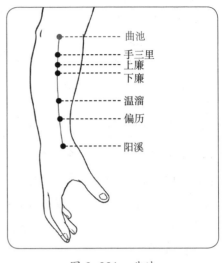

图 3-231　曲池

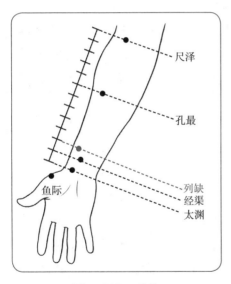

图 3-232　列缺

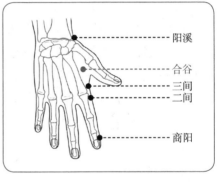

图 3-233　合谷

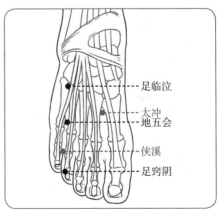

图 3-234　侠溪、太冲

3. 方义

阳白、四白、下关、颧髎、颊车、地仓、大迎位于面部，刺激这些穴位能通经活络，行气止痛。风池、翳风清热息风。曲池、合谷分别为手阳明大肠经合穴和原穴，手阳明大肠经的循行过面部，点刺曲池、合谷能疏风清热，取"面口合谷收"之义。列缺为八脉交会穴，通任脉。侠溪为胆经荥穴，太冲为肝经原穴，点刺这两穴能清肝胆火热。

三、颈椎病

颈椎病是由风寒、慢性劳损、外伤等引起的颈椎间盘退行性变，刺激或压迫神经、动脉、脊髓而引起的相应症状和体征。分为颈型、交感型、神经根型、椎动脉型、脊髓型、混合型。临床症状可见头晕、头痛、恶心、呕吐、眩晕、耳鸣、视觉障碍。转头时突发，位置恢复后，症状随之消失。或颈、肩、背、上肢疼痛麻木，可沿神经分布放射至手部。或头、颈、肩疼痛等，并伴有相应的压痛点。或头痛、恶心、呕吐、视力下降、眼目干涩、心律不齐、血压升高、心悸、耳鸣、肢体发凉、发音不清等，或心动过缓、血压下降等。或单侧或双侧上下肢麻木，疲软无力，颤抖，活动不变，步态笨拙，走路不稳，晚期可卧床不起，重者完全瘫痪。

【病因病机】

颈椎病属于中医学"痹证"范畴，多因劳累或外力伤害，使局部气血阻滞不通而致。外伤、劳损、风寒湿邪是致病的外因，骨质增生、退行性变是其内因。肾主骨生髓，肝藏血主筋。人到中年以后，肝肾由盛而衰，筋骨得不到精血的充分濡养，逐渐退化变性。在外伤、劳损、风寒湿侵袭等外因影响下。导致局部气血运行不畅，经络阻滞而发病。

【辨证】

1. 风寒湿型

临床表现：颈肩不适，肩臂沉重，上肢及手指麻木，针刺样痛感，发作时疼痛加剧，夜间痛甚，得热则舒，遇寒则剧，舌质淡，苔薄白，脉沉缓。

证候分析：风寒湿邪侵袭，导致筋脉拘急，气血运行受阻，故见颈肩部强痛、拘紧麻木；寒为阴邪，气血凝滞，故夜间痛甚，遇热气血复通，故得热则舒、遇寒则剧；舌淡、苔薄白、脉沉缓为风寒湿邪侵袭、筋脉拘急之象。

2. 血瘀气滞型

临床表现：有外伤史或慢性劳损史，颈部僵硬，筋肉紧张，颈肩部疼痛如折，痛有定处，活动不利，上肢及手指呈刀割样疼痛、麻木，痛而拒按，舌质紫暗或有瘀点，苔薄白，脉涩或弦。

证候分析：外伤或劳损后局部经脉气血阻滞，肌筋失养，故颈部僵硬、筋肉紧张；局部瘀血阻滞，故痛有定处，活动不利，上肢及手指呈刀割样疼痛、麻木，痛而拒按；舌质紫暗或有瘀点、苔薄白、脉涩或弦，均为血瘀气滞之象。

3. 气血虚弱型

临床表现：颈肩部不适，颈软无力，头痛，头晕，面色无华，神疲乏力，上肢麻样疼痛，手软无力，坐立时痛甚，卧则痛减，舌质淡红，苔薄，脉细濡。

证候分析：营卫虚损，气血不足无以充养经脉，颈肩部不适，颈软无力，气血虚弱，清窍、肢体失养，头痛，头晕，面色无华，神疲乏力，上肢麻样疼痛，手软无力，坐立时痛甚，卧则痛减；舌质淡红、苔薄、脉细濡为气血虚弱之象。

【砭石治疗】

1. 治则　行气活血，通经止痛。

2. 操作方法

a. 温法：将大砭块用热水加热至 45℃~50℃，放在患者颈项部热熨。

b. 揉法：用圆砭石在颈项部施揉法以活血化瘀。

c. 刮法：用砭板在患者的颈项部做从上向下的刮法。行病变侧上肢外侧刮法。

d. 拨法：用砭具对局部条索状物行拨法。

e. 点法：以砭板尖端点按风池、风府、肩井、天柱、天髎、曲垣、肩外俞、天宗、曲池、外关及阿是穴（图 3-235 至图 3-239）。

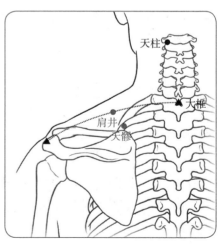

图 3-235　肩井、天髎

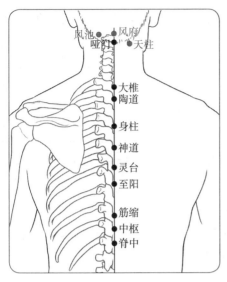

图 3-236 风池、风府、天柱

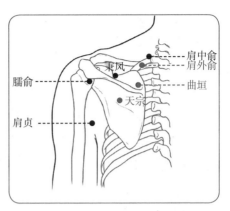

图 3-237 曲垣、肩外俞、天宗

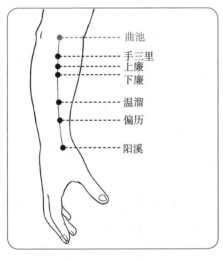

图 3-238 曲池

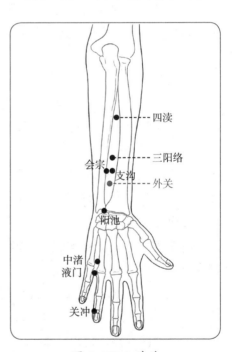

图 3-239 外关

f. 叩法：用砭石在肩颈项部行叩法，结束治疗。

3. 方义

风池、风府、肩井、天柱、天髎、曲垣、肩外俞、天宗、阿是穴，为近处取穴，可缓解局部肌肉紧张，曲池、外关为循经远处取穴，分别为手阳明大肠经合穴及手少阳三焦经络穴，刺激两穴行气活血，可调节两经经气，缓解颈部不适。手三阳经循行于上肢外侧到达颈项。刮上肢外侧，可行气活血。调节三阳经经气。

四、落枕

由于睡眠时睡觉姿势不当，或露肩受风，醒后感到颈项强痛，活动受限的一种疾病。主要表现为醒后感到颈部肌肉强硬，颈部一侧肌肉紧张、疼痛，头歪向一侧，活动受限，转动困难。

【病因病机】

由于睡眠时睡觉姿势不当，致使颈部肌肉遭受过分牵拉而发生痉挛；或因感受外邪，局部气血运行不畅而颈项强痛。

【辨证】

1. 气滞血瘀

临床表现：晨起颈项疼痛，活动不利，活动时患侧疼痛加剧，头部歪向患侧，局部有明显压痛点，又是可见筋结，舌紫黯，脉弦紧。

证候分析：局部经脉气血阻滞，肌筋失养，故每于晨起颈项疼痛、活动不利、活动时患侧疼痛加剧。肌筋失养，而致肌肉拘挛，故见头部歪向患侧、局部有明显压痛点，有时可见筋结；舌紫黯、脉弦紧为气血瘀滞之象。

2. 风寒外袭

临床表现：颈项部强痛，拘紧麻木，可兼有渐渐恶风、微发热、头痛等表证，舌淡，苔薄白，脉弦紧。

证候分析：风寒外束，筋脉拘急，气血运行受阻，故见颈项部强痛、拘紧麻木。肺气失宣，卫阳被遏，故见渐渐恶风、微发热、头痛等表证；舌淡、苔薄白、脉弦紧为风寒在表、筋脉拘急之象。

【砭石治疗】

1. 治则　通经活络，舒肌解痉，行血止痛。

2. 操作方法

a.. 温法：将加热砭放在病变部位以缓解局部紧张。

b.. 刺法：用砭尖点刺外关、悬钟、风池、风府、肩井、大椎、落枕穴（图 3-240 至图 3-243）。

c.. 刮法：用砭板在项部从上往下刮。

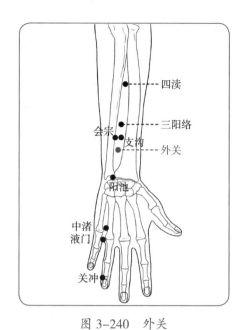

图 3-240　外关

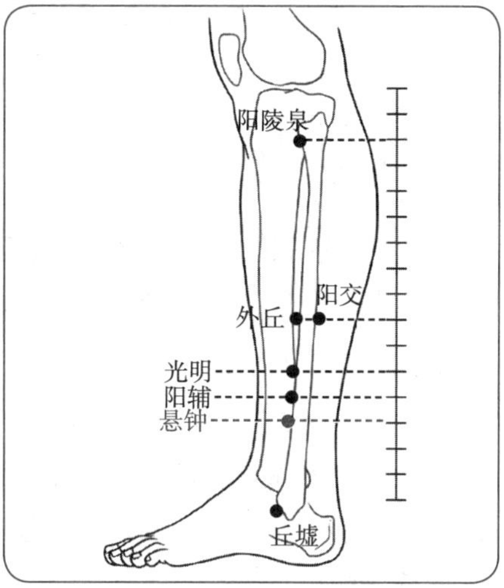

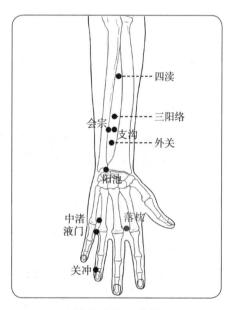

图 3-241　悬钟

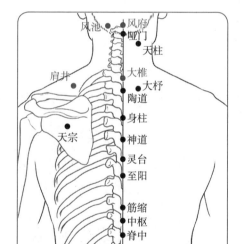

图 3-242　风池、风府、肩井、
大椎

图 3-243　落枕

d. 拨法：用砭板弹拨紧张的肌肉及条索状物以缓解痉挛。

3. 方义

　　风池、风府、肩井、大椎为局部取穴，行气活血，散结止痛。外关、悬钟为循经远处取穴，分别为手足少阳经穴，两经均循行于项部，点刺外关、悬钟具有调节两经经气的作用。

五、肩周炎

肩周炎是肩关节软组织的退行性变，以肩痛为主，活动时加重，肩、臂活动功能受限。肩周炎中医学称为"肩凝证""冻结肩""漏肩风"等。因多发生在50岁以上的患者故又称"五十肩"。肩部疼痛，其疼痛或为钝痛，或为刀割样，逐渐加重，向前臂或颈部放射，肩关节活动受限，尤以外展、外旋、后伸障碍显著，严重时患肢不能梳头、刷牙、洗脸、穿衣服，甚至局部肌肉萎缩等，尤以三角肌最为明显。属中医学"痹证"范畴。

【病因病机】

五旬以上的人血气渐亏，加上长期劳累，又因感受风寒湿邪，日久气滞血瘀产生疼痛，影响肩关节的功能活动。感受风寒湿邪及劳损为外因，气血虚弱、血不养经为内因，部分患者可因外伤诱发，如肩关节脱位、上臂骨折等肩部固定太久，肩周软组织继发萎缩粘连。

【辨证】

1. 外邪内侵

临床表现：肩部窜痛，遇风寒湿痛增，得温病缓，畏风恶寒，或肩部有沉重感，舌淡，苔薄白，脉弦滑或弦紧。

证候分析：风寒湿邪侵袭肩部，阻滞肩部经脉，风性主动，故见肩得温痛缓、畏风恶寒，或肩部有沉重感；舌淡、苔滑白、脉弦滑或弦紧为风寒湿邪侵袭、经络阻滞之象。

2. 气滞血瘀

临床表现：肩部肿胀，疼痛拒按，以夜间为甚，舌黯或有瘀斑，苍白或黄，脉弦或细涩。

证候分析：肩部外伤，或久病入络，气血瘀滞于肩部，故见肩部肿胀、疼痛拒按，以夜间为甚。舌暗或有瘀斑、苔白或黄、脉弦或细涩为气血瘀滞之象。

3. 气血虚弱

临床表现：肩部酸痛，劳累后疼痛加重，或伴头晕目眩、气短懒言、心悸失眠、四肢乏力，舌淡，苔少或白，脉细弱或沉。

证候分析：营卫虚损，气血不足无以充养经脉，故见肩部酸痛、劳累后疼痛加重；气血虚弱，清窍、肢体失养，故见头晕目眩、气短懒言、心悸失眠、四肢乏力。舌淡苔少或白、脉细弱或沉，为气血虚弱之象。

【砭石治疗】

1. 治则　温经散寒，活血祛瘀，通络止痛。

2. 操作方法

患者取俯伏坐位，充分暴露肩部、背部配合治疗。

a. 刮法：自肩髃、肩髎、臑俞、云门、风府、曲池水平向下大面积实施刮法操作，力量由轻渐重，以疏通肩背部经脉气血。沿督脉、胆经、膀胱经，以刮法进行疏导（图 3-244 至图 3-249）。

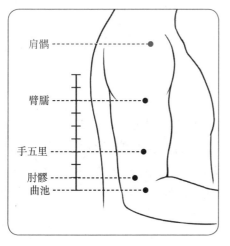

图 3-244　肩髃

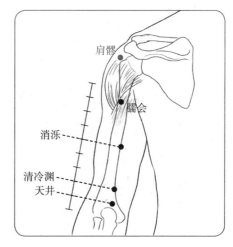

图 3-245　肩髎

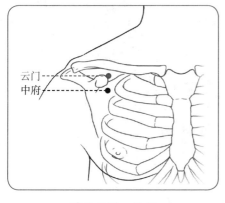

图 3-246　云门

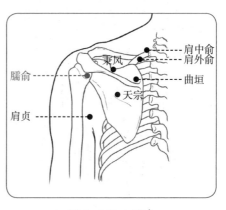

图 3-247　臑俞

第三章　砭石治疗篇

205

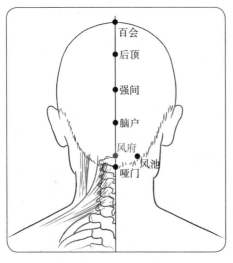

图 3-248　风府

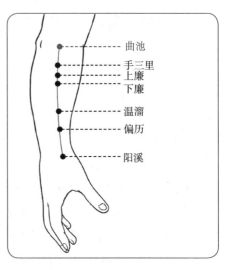

图 3-249　曲池

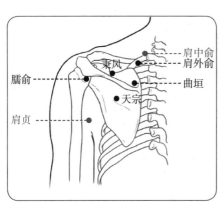

图 3-250　肩中俞至肩贞

b. 推法：沿肩中俞至肩贞、巨骨至臂臑、天髎至臑会、云门至天府，分别对小肠经、大肠经、三焦经、肺经以推法进行疏导。沿督脉、胆经、膀胱经，以推法进行疏导（图3-250 至图 3-253 ）。

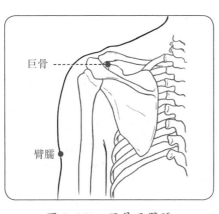

图 3-251　巨骨至臂臑

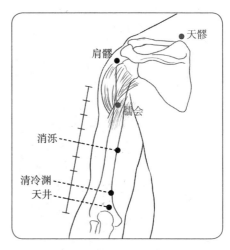

图 3-252　天髎至臑会

c.揉法：对肩髎、肩髃、臑俞、肩井、天髎、曲垣、肩外俞、天宗、肩中俞等穴以及肩部周围的疼痛点进行揉法操作（图 3-254 至图 3-258 ）。

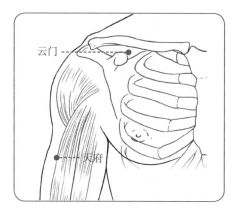

图 3-253　云门至天府

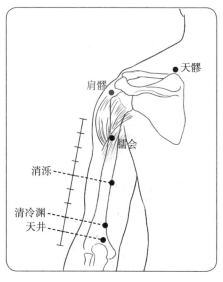

图 3-254　肩髎

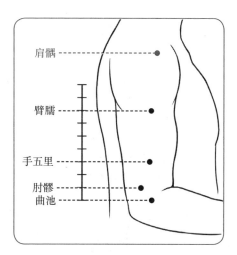

图 3-255　肩髃

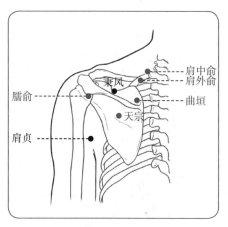

图 3-256　臑俞、曲垣、肩外俞、天宗、肩中俞

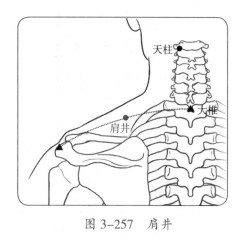

图 3-257　肩井

d. 点法：点揉小肠经小海；大肠经曲池、合谷；三焦经外关、中渚。及条口、阳陵泉、足三里等穴。手法根据病情而定，实证用泻法，虚证用补法，以平补平泻为主（图 3-259 至图 3-264）。

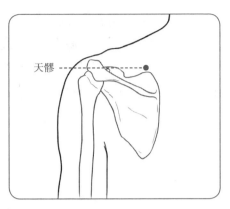

图 3-258　天髎

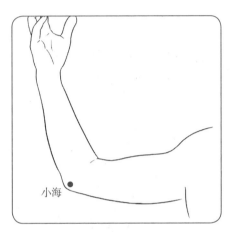

图 3-259　小海

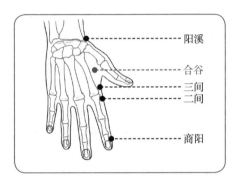

图 3-260　合谷

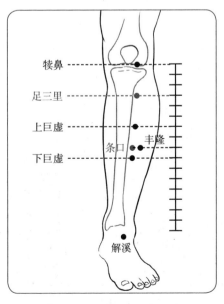

图 3-261　条口、足三里

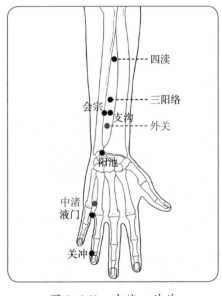

图 3-262　中渚、外关

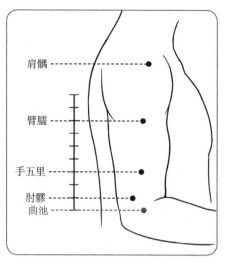

图 3-263　曲池

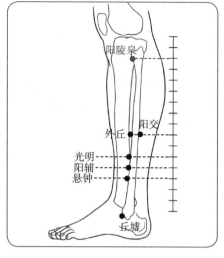

图 3-264　阳陵泉

e. 拍法：最后从颈项部至肩及上肢施以拍法以调理气血。

3. 方义

手少阳三焦经、手太阳小肠经、手阳明大肠经、手太阴肺经、足少阳胆经都循行经过肩部，对这些经脉进行操作具有活血祛瘀、通络止痛的作用。泗滨浮石含有多种对人体有益的微量元素而不含对人体有害的物质，有极宽的红外辐射频带，能发出能量峰值在 8~18um 波长范围的远红外辐射，这使得泗滨浮石在与人体接触时可以温补鼓舞体内阳气，温经散寒。

六、偏瘫肩痛

偏瘫肩痛是脑中风的常见并发症，其发生率在患侧上肢弛缓期时占 60%~80%。多数出现在发病后 3 个月之内。可严重影响患肢功能恢复，影响其生存质量。临床表现为半身不遂，肩部疼痛，活动时疼痛加重，功能受限等症。

【病因病机】

中医学认为是因患肢血液循环障碍，致肌肉、肌腱、韧带、关节挛缩及麻痹肌过度牵拉而疼痛，且中风后气血逆乱，气血运行受阻，加之局部多静少动，气血壅滞，经气运行不畅，不通则痛。

【辨证】

中医学将偏瘫性肩痛归属于"痹证"范畴。局部炎症反应为主要矛盾时，被辨证为"实证"，"实者外坚充满，不可按之，按之则痛"，对于慢性疼痛的患者，临床辨证为"虚证"。其局部的主要矛盾已由炎性反应转变为血液循环不良。常表现为喜温喜按，这时如在病灶局部施治，可以促进局部血液供应，从而获得疗效。

【砭石治疗】

1. 治则　温经通络，祛瘀止痛。

2. 操作方法

a. 温法：将砭石置 70℃~100℃沸水中加热 2~3 分钟取出。使患者平躺，把加热的砭石枕至患者患肢肩胛肌下 20 分钟。

b. 叩法、刮法、滚法：取手三阳经穴位交替施治 20 分钟。

c. 刺法：取风池、大椎、肩髃、肩髎、曲池、手三里、外关等施治（图 3-265 至图 3-269）。

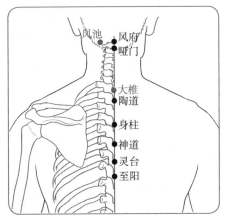

图 3-265　风池、大椎

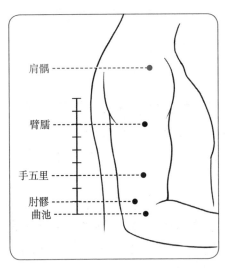

图 3-266　肩髃

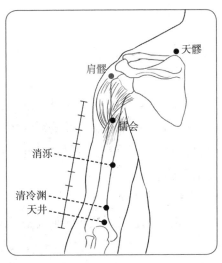

图 3-267　肩髎

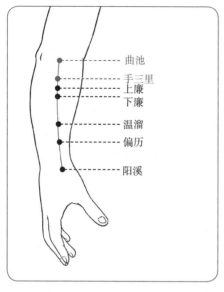

图 3-268　曲池、手三里

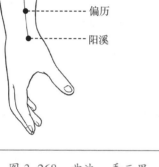

图 3-269　外关

每天 1 次，10 次为 1 个疗程。交替施以砭石温法、叩法、刮法、滚法和刺法。砭石疗法兼有针、灸、推拿的作用，而砭石的特殊理化特性，可以起到内服外治的功效。

3. 方义

风池、大椎、肩髃、肩髎为局部取穴，缓解肩部肌肉紧张，手三里、外关为循经远部取穴，行气活血，通络止痛。

七、肱骨外上髁炎

肱骨外上髁炎属于劳损为主的病变，以肱骨外上髁处疼痛为主症，伸腕及前臂旋前受限，因网球运动员较常见，故又称网球肘。本病起病缓慢，起初是劳累后偶感肘关节外侧疼痛，延久逐渐加重，肘关节外侧疼痛呈持续性，可向前臂、上臂、腕部放射，甚至扭毛巾，举臂，扫地等动作均感疼痛乏力。也可伴有患臂无力、持物不牢等。

【病因病机】

肘部长期劳损，气滞血瘀，络脉痹阻；或气血亏虚，筋脉失养；或外受风寒湿邪，气滞血瘀。

【辨证】

临床上常见如下两种证型。

1. 寒湿凝滞

临床表现：肘部疼痛，劳作尤甚，不能旋臂，提物困难，舌暗有瘀点，苔白腻，脉细涩。

证候分析：寒湿凝滞，阻滞肘部经络，经络不通，则肘部疼痛，劳作尤甚，不能旋臂，提物困难；寒湿阻滞，气血运行不畅，故舌暗有瘀点，苔白腻，脉细涩。

治则：散寒除湿，通经活络。

2. 肝肾不足

临床表现：肘部疼痛入夜尤甚，无力持重，伴头晕目眩，腰酸耳鸣，舌红少苔，脉细弱。

证候分析：肝主筋，肝阴不足，筋脉失养，不荣则痛，故肘部疼痛，无力持重；素体肝肾阴虚，夜又属阴，故入夜尤甚；肝肾精亏，不能上荣，故头晕目眩，耳鸣；腰为肾之府，肾精不足，故腰酸；舌红少苔，脉细弱，均为阴精不足之象。

【砭石治疗】

1. 治则　活血疏筋，散结止痛。

2. 操作方法

a. 揉法：先由患者找到痛点，用砭按压以对比验证，一定要准确找到最痛点。找准后用砭处轻轻地推揉1分钟。

b. 拨法：用砭对准痛点上之粗隆、僵硬之筋进行按压拨动，使之柔和平软为止。施术时可多次间隙进行，一则免伤皮肤，二则患者能够忍受。

c. 点揉法：点揉曲池、肩髃、尺泽、手三里、外关穴各1分钟（图3-270至图3-273）。

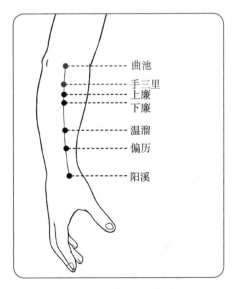

图 3-270　曲池、手三里

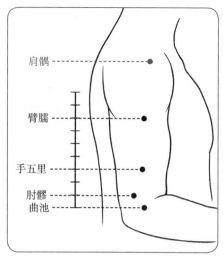

图 3-271 肩髃

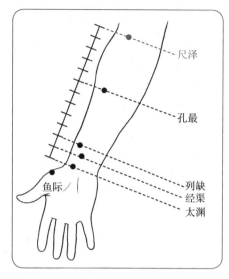

图 3-272 尺泽

d. 温法：将加热砭板放在疼痛部位做温法以活血疏筋。

3. 方义

曲池、肩髃、手三里为手阳明大肠经穴，手阳明大肠经穴循臂上臑，经过肘外侧，点揉曲池、肩髃、尺泽、手三里，可行气活血、散结止痛。尺泽位于肘部属局部取穴，可宣散局部气血，外关属手少阳三焦经穴，手少阳三焦经穴亦经过肘部，点揉外关以行气止痛。

八、腕管综合征

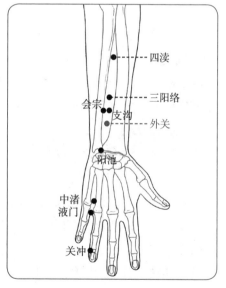

图 3-273 外关

腕管综合征又称腕管狭窄征，系指腕部外伤、骨折、脱位、扭伤或腕部劳损等原因引起腕横韧带增厚，管内肌腱肿胀，瘀血机化使组织变性，或腕骨退变增生，使管径缩小，从而压迫正中神经，引起手指麻木无力为主的一种病症。本病好发于职业性搬运、托举、扭拧、捏拿等工作的人群中。临床主要表现为患者正中神经受压，食指、中指和无名指逐渐麻木、刺痛或呈烧灼样痛，腕关节肿胀、手动作不灵活、无力等症状，局部性疼痛常放射到肘部及肩部，夜间加剧，寐而痛醒，温度高时疼痛加重，活动或甩手后可减轻；寒冷季节患指发凉、发绀、手指活动不灵敏，拇指外展肌力差，偶有端物、提物时突然失手；病情严重者患侧大小鱼际肌肉萎缩，甚至出现患指溃疡等神经营养障碍症状。

【病因病机】

腕管综合征，中医视为"痹证"范畴，认为发生本病的主因是寒湿淫筋，风邪袭肌或不慎跌挫，血瘀经络以致气血流通受阻，不通则痛。

【辨证】

临床表现：手指麻木、刺痛，夜间加剧，甚至于睡眠中痛醒，劳累后症状加剧，偶可向上放射到臂、肩部，叩击腕部屈面正中时，可引起手指放射性触电样刺痛。晚期可出现掌部鱼际肌萎缩麻痹及肌力减退和拇、食、中、无名指的桡侧一半感觉消失，甚至影响活动。

证候分析：因风寒湿邪痹阻经络，或慢性劳损，或跌仆损伤致经络不畅，气血瘀阻，不通则痛，故手指麻木、刺痛，夜间加剧，甚至于睡眠中痛醒；晚期气血更虚，瘀阻更甚，手部经脉失于濡养故可出现掌部鱼际肌萎缩麻痹及肌力减退，拇、食、中、无名指的桡侧一半感觉消失。

【砭石治疗】

1. 治则　通经活络，祛风除湿。

2. 操作方法

a. 拨法：用砭具在患肢腕管处顺肌腔方向进行弹拨。

b. 点按法：用砭具在患肢腕管处顺肌腔方向进点按。

c. 揉法：用砭具揉按合谷、劳宫、阳溪、鱼际、大陵、阳池、内关、列缺、外关等（图 3-274 至图 3-276）。

d. 推揉法：用砭具沿手太阴肺经、手少阴心经和手厥阴心包经的循行线指端，做推揉法。

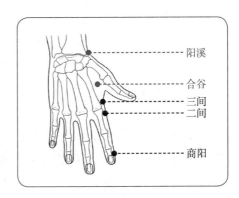

图 3-274　合谷、阳溪

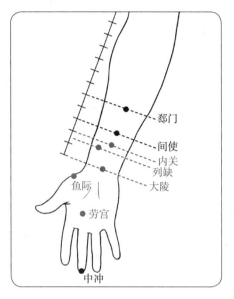

图 3-275 劳宫、鱼际、内关、
大陵、列缺

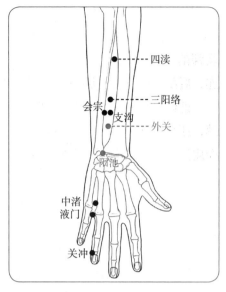

图 3-276 阳池、外关

e.震颤法：医者用砭具一手握住患肢前臂远端，另一手握住掌指部，两手在缓慢轻度向相反方向牵拉的同时，握掌指之手反复进行震颤活动。

3.方义

用砭具在腕管处，进行弹拨、点按、推揉、震颤，能调节局部经气，缓解肌肉紧张。合谷、劳宫、阳溪、鱼际、大陵、阳池、内关、列缺、外关为手阳明大肠经、手厥阴心包经、手太阴肺经、手少阳三焦经上的穴位，且这些穴位都在腕管附近，揉按这些穴位，能通行经气、运行气血。

九、腱鞘囊肿

发生在关节囊和腱鞘的充液肿胀称为腱鞘囊肿。常发生在腕、踝关节。本病女性多于男性。临床表现为患部出现一缓慢长大的圆形包块，小时无症状，长大到一定程度后关节活动时有胀感、酸痛。

【病因病机】

慢性劳损使滑膜腔内滑液增多而形成的囊性突出，或结缔组织黏液退行性变。中医认为本病多因劳伤或伤后气血阻滞，夹瘀夹痰凝结而成。

【辨证】

临床表现：囊肿常发生于腕背、足背，亦可发生在前臂，手腕的背侧及踝前，表面光滑，皮色不变，多呈半隆起，时大时小，初起与皮肤不相连，局部温度正常，肿块基底固定或可移，有囊性感，压痛轻微或无感觉。

证候分析：外伤筋膜，邪气所居，故多呈半隆起，时大时小，有囊性感，压痛轻微；郁滞运化不畅，故肿胀间有酸痛感，伴有一定的功能障碍，而皮温正常，均为积聚于骨节经络之征。

【砭石治疗】

1. 治则　行气活血，消瘀散结。

2. 操作方法

a. 如无症状，无需治疗。如囊肿较大，先用砭具按揉以行气活血，再用手指挤破囊肿，迫使囊液流出，然后加压包扎。

b. 以后每日在囊肿处揉按，挤压，使囊液流出，防止复发。

3. 方义

病多因劳伤或伤后气血阻滞，夹瘀夹痰凝结而成，挤破囊肿，使囊液流出，能消瘀散结、行气活血，通则不痛。

十、腰椎间盘突出症

腰椎间盘突出症是由于外伤或长期劳损引起腰椎间盘退行性变，纤维环破裂，髓核脱出，压迫神经根或脊髓，引起腰腿痛，一侧或两侧下肢麻木，疼痛，严重者影响转身，转身即疼。腰椎间盘突出症属中医"腰痛""腿痛""痹证"范畴。

本病患者大多有闪腰外伤史。典型症状是腰痛，放射痛沿坐骨神经传导，而出现一侧或两侧下肢麻木、疼痛。凡能使脑脊液压力增高的动作，如咳嗽、喷嚏和大便，以及使坐骨神经受牵拉的弯腰、直腿抬高等都可加重腰痛及放射痛。

【病因病机】

肾气虚弱，风寒湿邪乘虚而入，结于筋脉肌骨不散，加之劳伤过度，扭闪挫跌，复致筋脉受损，经络瘀阻，不通则痛，故见腰痛如折，转摇不能，腰腿酸麻拘急，患病后期又往往多数伴有肝肾亏虚、气血不足之象。

【辨证】

1. 气滞血瘀型

临床表现：多见于青壮年。有明显外伤史，腰部活动受限，疼痛难忍并向一侧或双侧下肢放射，咳嗽时疼痛加剧。后期可见下肢疼痛麻木或肌肉萎缩，舌质淡红或暗紫，苔薄黄或黄腻，脉弦涩。

证候分析：外伤后气血运行不畅，瘀血凝滞腰部，腰部活动受限，疼痛难忍并向一侧或双侧下肢放射。瘀血日久可致血虚，不能濡养筋脉而见下肢疼痛麻木或肌肉萎缩，舌质淡红或暗紫，苔薄黄或黄腻，脉弦涩均为气滞血瘀或血瘀致虚之象。

2. 风寒湿痹型

临床表现：多见于中年人，常有慢性劳损及风寒湿邪侵袭病史，腰部酸困疼痛重着，转侧不利，适量活动疼痛稍减，阴雨天症状加重，得热痛减，遇寒痛重，下肢沉重无力或有蚁行感，病程缠绵。舌质淡、苔白或腻，脉沉缓。

证候分析：风寒湿邪为患，故见腰部重痛、酸麻，转侧不利。腰部经脉为风寒之邪阻滞，故天寒阴雨加重。寒湿为阴邪，得热痛减，遇寒痛重，寒性凝滞，湿性重浊，故下肢沉重无力或有蚁行感，病程缠绵。苔白腻、脉沉，为寒湿内宿之象。

3. 肝肾亏虚型

临床表现：多见年老体弱，病程日久，全身乏力，腰膝酸软，伸屈不利，肢体有凉感，小腿麻木重着等，舌质淡，苔薄白，脉细缓。

证候分析：腰为肾之府，久病或年老体衰导致肝肾亏虚腰府空虚，故腰膝酸软，伸屈不利。肾阳不足，则肢体有凉感，肾为先天之本，肾虚不能濡养诸身，则小腿麻木重着。舌质淡，苔薄白，脉细缓均为肝肾不足之征。

【砭石治疗】

1. 治则　疏筋复位，活血通络。

2. 操作方法

a. 温法：将加热砭放在患者腰部做温法。

b. 揉法：用砭具在腰部、臀部及下肢做揉法，使肌肉放松，气血流通。

c. 刮法：用砭具在腰部、臀部及下肢做刮法。

d. 拨法：用砭具锐缘对僵硬肌肉、条索状物及结节施以拨法，以疏筋解痉，开通闭塞。

e. 点法：用砭具尖端点按腰部腧穴及环跳、承扶、殷门、委中、阳陵泉、承山、昆仑、悬钟等穴（图3-277 至图 3-280）。

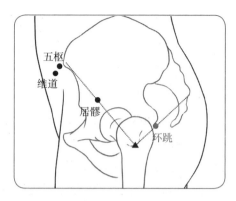

图 3-277　环跳

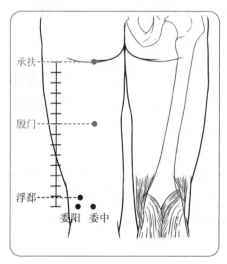

图 3-278　承扶、殷门

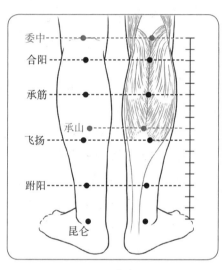

图 3-279　委中、承山

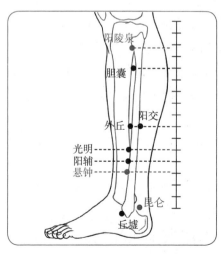

图 3-280　阳陵泉、悬钟、昆仑

3. 方义

点按腰部腧穴为近部取穴，可行气活血、疏筋止痛；环跳、委中、阳陵泉、承山、昆仑、悬钟、承扶、殷门为足少阳胆经及足太阳膀胱经上腧穴，因两经循行于下肢后面和侧面，刺激两经穴位可疏筋解痉、活血通络。

十一、臀上皮神经损伤

臀上皮神经损伤是临床常见病，属中医"皮痹"范畴。大部分患者有受寒凉史，部分有外伤史，如闪、扭等；患侧臀部疼痛，可呈刺痛、酸痛或撕裂痛，急性发作时疼痛剧烈，常有大腿后部牵扯痛，但不过腘窝；弯腰受限，行走不便，坐起困难。臀上皮神经分布区压痛明显，臀部肌肉紧张，有时可触及条索状筋结；对侧下肢直腿抬高受限，但无神经根刺激征；腰椎及髋关节 X 线片无异常表现。

【病因病机】

病因多为感受寒凉，部分由外伤引起，如闪、扭等；病变机理初期表现为络气不通，继而络脉瘀阻，后期则以络虚不荣为主。

【辨证】

1. 寒湿凝滞

临床表现：腰腿冷痛，活动不利，喜热怕凉，每逢阴雨天疼痛加重，舌淡，苔白腻，脉沉迟或沉紧。

证候分析：寒为阴邪，其性凝滞，湿性重浊黏滞，寒湿阻滞经络则腰腿冷痛，活动不利，喜热怕凉，每逢阴雨天疼痛加重；舌淡、苔白腻、脉沉迟或脉沉紧为寒湿内盛的表现。

2. 湿热阻滞

临床表现：腰腿疼痛，伴有热感，逢暑湿天气、湿热环境疼痛加重，小便赤，苔黄腻，脉濡数。

证候分析：寒湿留滞经络，留而不去，郁久化热，湿热内蕴则腰腿疼痛，伴有热感，逢暑湿天气、湿热环境疼痛加重，小便赤；苔黄腻、脉濡数亦为湿热之象。

3. 瘀血阻滞

临床表现：腰痛及腿，腰椎僵硬，活动不利，腰肌紧张，腰痛拒按，痛有定处，舌质暗红或紫暗，或有瘀斑，脉细涩。

证候分析：局部损伤，瘀血内停，不通则痛，则腰痛及腿，腰椎僵硬，活动不利，腰肌紧张，腰痛拒按，痛有定处；舌质暗红或紫暗，或有瘀斑，脉细涩为瘀血内停的表现。

4.肝肾亏虚

临床表现：腰腿酸痛，腿软无力，疼痛喜按，遇劳加重，卧则痛减，迁延反复，缠绵不愈；偏阳虚者肢体冷痛，喜热畏寒，舌质淡、苔白，脉沉细弱。偏阴虚者午后低热，口渴寐差，舌质微红，苔微黄而干，脉沉细数。

证候分析：损伤日久，肝肾亏虚，正虚邪恋则腰腿酸痛，腿软无力，疼痛喜按，遇劳加重，卧则痛减，迁延反复，缠绵不愈；阳虚则寒，故肢体冷痛，喜热畏寒，舌质淡、苔白，脉沉细弱；阴虚则热，故午后低热，口渴寐差，舌质微红，苔微黄而干，脉沉细数。

【砭石治疗】

1.治则　疏通经络、活血祛瘀。

2.操作方法

a.温法：将砭石放在温水中加热后放在臀部疼痛部位，每日治疗1次，5次为一疗程。

b.刮法：在患者臀上皮神经分布区自上而下刮擦，力度以患者能耐受为度。

c.揉法：在患者臀部，大、小腿后侧做反复的揉法，以放松臀部肌肉。

d.刺法：用砭具尖端点刺肾俞、白环俞、居髎、环跳、上髎、次髎、下髎等穴（图3-281、图3-282）。

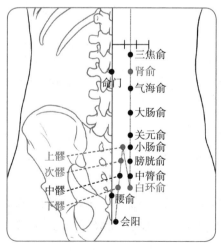

图3-281　肾俞、白环俞、上髎、次髎、下髎

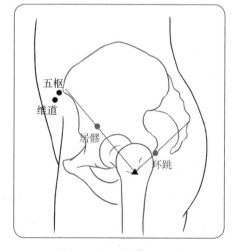

图3-282　居髎、环跳

e. 拨法：用拨法对其条索状筋结进行缓慢弹拨。

3. 方义

应用砭石刮擦臀上皮神经分布区，手法力度较轻，作用层次在浅层的阳络，能直接激发卫气，祛邪外出。刮擦可直接疏通络气，活血祛瘀，瘀祛则络通，气血重新输布，络脉充盈而能温分肉濡组织。而且泗滨浮石砭具刮擦人体时，可产生超声波脉冲，丰富的超声脉冲有疏通经络、活血祛瘀、扶正祛邪的功能。肾俞、白环俞、居髎、环跳、上髎、次髎、下髎位于膀胱经和胆经上，在腰臀部，刺激这些穴位，能调节膀胱经和胆经经气，行气止痛。

十二、梨状肌综合征

梨状肌综合征属于中医学"痹证""筋伤"的范畴。由于梨状肌急慢性疾患刺激坐骨神经、臀下神经，引起腰腿痛者称为梨状综合征。患者可出现腰臀部疼痛，向腿后部放射，或伴有麻感。患者自觉患侧变短，不敢直腰，翻身困难。患者走动时，腰向患部弯曲，屈膝，足尖着地，头倾向健侧，形成多曲折性跛行体态。急性梨状肌损伤者腰臀部剧烈疼痛，甚至如刀割样难忍，可延向下肢到足，夜不能寐。

【病因病机】

大部分有外伤史，梨状肌起自骶椎前外侧，由坐骨大孔穿出，跨坐骨大孔时留有上下两孔，坐骨神经、臀下神经，从下孔穿经过。髋关节外旋或蹲位直立或闪、扭、跨越等动作，以及久坐、劳累等原因使梨状肌部分撕裂，梨状肌梨状肌遭受损伤后痉挛、水肿、刺激或压迫坐骨神经、臀下神经而引起臀腿痛。

【辨证】

临床表现：多因外伤或风寒湿邪而诱发加重臀腿疼痛，严重者自觉循足太阳、少阳经筋分布区放射性疼痛，甚则臀部有"刀割样"或"烧灼样"疼痛，不能入睡，影响日常生活，甚则走路跛行。

证候分析：劳累或感受风、寒、湿及髋部突然扭闪，急骤外旋，损伤梨状肌，故发生循足太阳、少阳之经筋向下放射性疼痛。风寒湿痹，痹阻经络，故疼如"刀割样"，不得入睡。肌肉呈弥漫性肿胀，肌束变硬，坚韧、弹性减低等，均为风寒痹阻、经筋闭塞、经络阻滞之征。

【砭石治疗】

1. 治则　行气活血，舒筋解痉，散结止痛。

2. 操作方法

a. 揉法：用砭具从患者腰部至臀部，大、小腿后侧做反复的揉法，以放松臀部肌肉。

b. 滚法：用砭棒在腰、臀及腿后做滚法。

c. 刺法：用砭具尖端点刺肾俞、白环俞、居髎、环跳、上髎、次髎、下髎、承扶、殷门、委中、承山、阳陵泉、悬钟、昆仑等穴（图3-283至图3-287）。

d. 拨法：用砭具重按至梨状肌，用拨法对其条索状硬刃束肌进行缓慢弹拨。

e. 叩法：用砭具叩击臀部及腿后部。

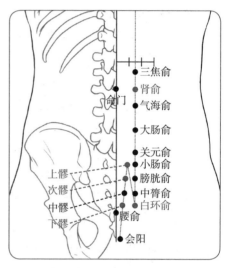

图3-283　肾俞、白环俞、上髎、次髎、下髎

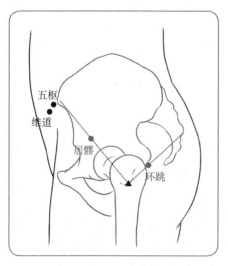

图3-284　居髎、环跳

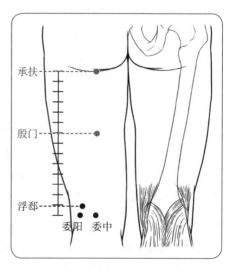

图3-285　承扶、殷门

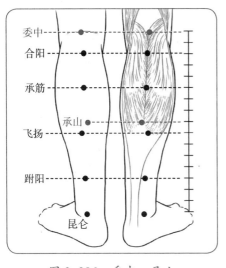

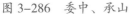

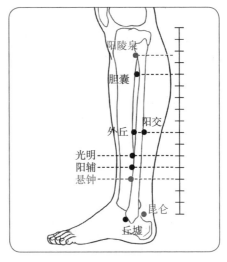

图 3-286　委中、承山　　　　图 3-287　阳陵泉、悬钟、昆仑

3. 方义

肾俞、白环俞、居髎、环跳、上髎、次髎、下髎为局部取穴有通经活络、散结止痛的作用。承扶、殷门、委中、承山、阳陵泉、悬钟、昆仑为足少阳胆经和足太阳膀胱经穴，两经分别循行于腿侧面及后面，能行气活血、通络止痛。

十三、坐骨神经痛

坐骨神经痛是指坐骨神经受到各种病因影响，引起坐骨神经通路及分布区疼痛，属于中医学"腰痛""痹证"范畴。由于腰部闪挫、劳损、寒湿侵袭等原因，阻痹经气，导致腰痛，牵引一侧下肢后外窜痛麻木，咳嗽痛重，活动受限。以此为主要表现的肢体痹证，中医病名为"偏痹"。本病多发于中年，男性居多。患者多有腰部外伤史或过重负重史，腰臀部受寒湿侵袭而发。病位在腰腿，与外伤、寒湿之邪外袭密切相关，久病化热，伤及肝肾之阴。常单侧发病，多表现为腰腿疼痛，下肢无力小腿后外侧及足背感觉障碍。根性坐骨神经痛常在咳嗽、喷嚏和用力时疼痛加剧且呈放射性。急性坐骨神经炎常先为腰部僵直感，数日后出现沿坐骨神经痛通路的剧烈疼痛，常在夜间加剧。

【病因病机】

本病病因分为原发性和继发性，原发性坐骨神经痛即坐骨神经炎，多由扁桃体等感染，经血流侵及神经外衣引起。继发性坐骨神经痛多因坐骨神经受到邻近组织的压迫或刺激引起。

【辨证】

1. 寒胜痛痹证

临床表现：腰部连及下肢窜痛，遇寒加重，得温痛减，形寒肢冷，舌淡，苔白，脉沉细。

证候分析：寒性收引，拘急作痛；热性胜寒，故痛遇寒加重，得温痛减；寒邪为患，则见形寒肢冷，舌淡苔白。

2. 寒湿犯腰证

临床表现：腰部连及下肢窜痛，肢体沉重，遇寒加重，得温痛减，形寒肢冷，舌淡胖苔白，脉濡缓。

证候分析：寒性收引，湿性黏滞，寒湿侵袭，痹阻经络，不通则痛，且肢体沉重；热性胜寒，故痛遇寒加重，得温痛减。

3. 瘀血犯腰证

临床表现：腰部压痛明显，连及下肢疼痛，痛如刀割针刺，入夜尤甚，舌质紫暗或有斑点，脉涩。

证候分析：血溢脉外，留滞于经，阻痹经络，故见局部压痛明显，连及下肢，疼痛性质如刀割针刺；瘀血为患，故见舌质紫暗或有斑点，脉涩。

4. 湿热犯腰证

临床表现：腰部连及下肢灼热疼痛，腰部沉重，转侧不利，渴不欲饮，舌质红，苔黄腻，脉濡数或滑数。

证候分析：湿热为患，湿性黏滞，故痛性灼热，腰部沉重，转侧不利；热邪伤津，故渴；热蒸湿邪，故虽渴不欲饮；湿热侵袭，而见舌质红，苔黄腻，脉濡数或滑数。

5. 肝肾亏虚证

临床表现：腰部连及下肢后外侧，腰膝酸软，头晕耳鸣，软弱无力，劳累更剧，脉弱。

证候分析：痹证病久，伤及肝肾，腰为肾府，肝为筋主，肝肾亏虚无以濡润，故腰膝酸软、腰腿窜痛；肾为先天之本，肾虚气化无力，不能上荣营养诸身，故头晕耳鸣、软弱无力、劳累更剧、脉弱。

【砭石治疗】

1. 治则　行气活血，通络止痛。

2. 操作方法

a. 温法：将砭具加热后放在疼痛部位做温法。

b. 刮法：用砭具刮腰、臀部及腿后侧。

c. 按揉法：用砭具在腰、臀部及腿后侧做按揉。

d. 刺法：用砭具点刺腰俞、肾俞、环跳、承扶、殷门、委中、阳陵泉、承山、昆仑、悬钟等穴（图3-288 至图 3-292）。

e. 推法：用砭具在腰、臀部及腿后侧做推法。

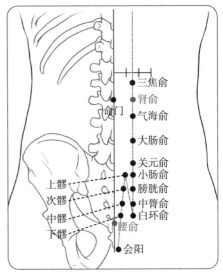

图 3-288　腰俞、肾俞

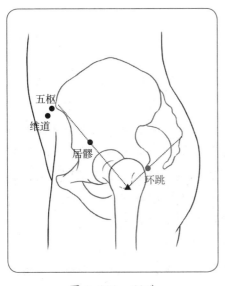

图 3-289　环跳

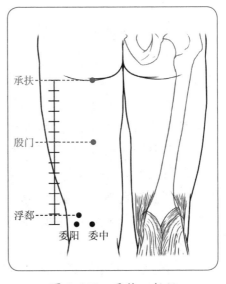

图 3-290　承扶、殷门

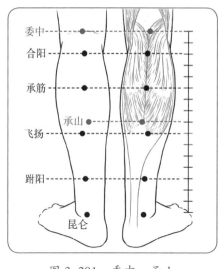

图 3-291　委中、承山

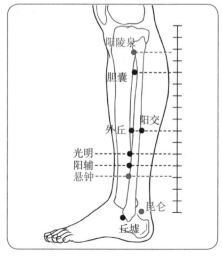

图 3-292　阳陵泉、悬钟、昆仑

3. 方义

腰俞、肾俞、环跳为局部取穴有通经活络、散结止痛的作用，承扶、殷门、委中、阳陵泉、承山、悬钟、昆仑为足少阳胆经和足太阳膀胱经穴，两经分别循行于腿侧面及后面，沿坐骨神经走行，能行气活血、通络止痛。

十四、髌骨软化症

髌骨软化症又称髌骨软骨病、髌骨劳损，是髌骨软骨面及其相对的股骨髌面的关节软骨由于损伤而引起的，以膝部不适，髌骨后方疼痛，膝内侧隐痛，活动时疼痛加重，继而自觉髌骨之间有摩擦感，髌骨有压痛为主要表现的退行性疾病。它不仅有髌骨软骨面的退行性改变，同时又可伴有股骨滑车部软骨面的退变，是膝关节常见的一种疾病。本病起病缓慢，最初常感到膝部隐痛、下楼时疼痛，逐渐变为上下楼梯都痛，下蹲后站起时疼痛，无力，常两侧先后发病。髌骨关节面及周围有压痛。

【病因病机】

反复扭伤、积累劳损，高位、低位髌骨，膝内、外翻畸形或长期感受风寒湿邪等均是本病的致病因素。一般由膝部半蹲位的一次性损伤或反复的劳损，髌骨软骨面与髌骨关节面经常猛烈撞击、摩擦而形成的髌骨软骨病变的一种退行性骨关节病变。

【辨证】

1. 气滞血瘀

临床表现：伤后即肿，肿胀较甚，按之如气囊，广泛瘀斑，疼痛，活动时疼痛剧烈。舌质红，苔薄，脉弦。

证候分析：伤后气滞血瘀，经络不通，故伤后即肿，肿胀较甚，按之如气囊，广泛瘀斑，疼痛。脉弦为气滞的表现。

2. 寒湿阻滞

临床表现：进行性反复性肿胀，按之如棉絮。游走性痛为风重，重坠肿甚为湿重，为寒重。舌淡苔白腻，脉弦滑。

证候分析：湿性重浊黏滞，故膝关节疼痛、重着肿胀，按之如棉絮；风性主动，善行而数变故游走性痛；寒为阴邪，其性凝滞，故膝关节固定冷痛。苔白腻、脉弦滑为体内有痰湿的表现。

3. 脾肾不足

临床表现：肿胀持续日久，面色少华，纳呆便溏，肌肉萎缩，膝酸软无力，舌红光，脉细无力。

证候分析：肿胀持续日久，耗气伤阴，损伤脾气，脾气虚运化无力，则纳呆便溏，肌肉萎缩；生化乏源则面色少华；肝肾阴虚则膝酸软无力、舌红光、脉细无力。

4. 痰湿结滞

临床表现：肿胀持续日久，肌肉硬实，筋粗筋结，膝关节活动受限。舌淡，苔白腻，脉滑。

证候分析：迁延不愈，正虚邪恋，津凝为痰，痰湿痹阻，出现膝关节肿大变形，肌肉硬实，筋粗筋结，膝关节活动受限；舌淡、苔白腻、脉滑均为痰湿结滞之象。

【砭石治疗】

1. 治则　活血通络、开痹止痛、祛寒除湿。

2. 操作方法

a. 温法：先将砭块放于的热水中浸泡，拿起擦干后放置于患侧膝关节腘窝处，令患者安静仰卧半小时，然后用加热的椭圆砭石放在髌骨上方进行温法，3~5分钟。

b. 揉法：在大腿与小腿处用椭圆砭石使用一定的压力做揉法，压力要达到所需肌肉层次。

c. 擦法：用椭圆砭石在膝关节处及周围在体表上做擦法。

d. 点法：用砭椎在膝关节处及周围选择相应的穴位足三里、阳陵泉、阴陵泉、梁丘、血海、膝眼、委中、悬钟、肾俞、脾俞等进行点法（图3-293至图3-299）。

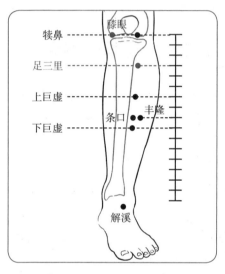

图 3-293　足三里、膝眼

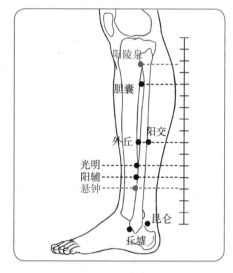

图 3-294　阳陵泉、悬钟

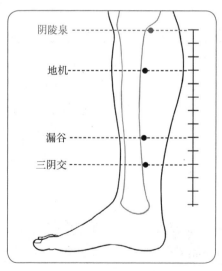

图 3-295　阴陵泉

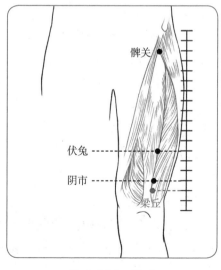

图 3-296　梁丘

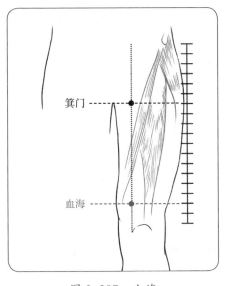

图 3-297 血海

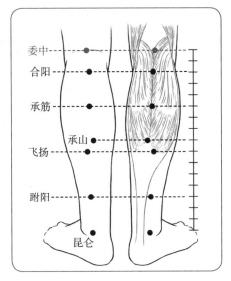

图 3-298 委中

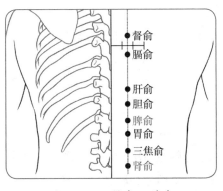

图 3-299 肾俞、脾俞

3. 方义

温法是最重要的治疗方法之一，将泗滨砭石加热以后，具有补气活血、疏通经络、扶正祛邪、温阳祛寒的作用。揉法能激发气血、促进气血循环、放松肌肉。擦法有利于调和经络气血，疏通经络，活血化瘀。点按足三里、阳陵泉、阴陵泉、梁丘、血海、膝眼、委中、悬钟、肾俞、脾俞等穴具有补肾健脾、行气活血之功。

十五、膝关节增生性关节炎

膝关节是人体内最大和最复杂的关节，在退行性骨关节病中发病率约占 30%。膝关节增生性关节炎是骨伤科常见病，尤其是老年人多发。因它是由关节软骨退化开始的关节病变，亦称之为退化性关节炎、老年性关节炎或骨性关节炎。主要病变为局限性、进行性关节软骨破坏、软骨下骨质变密、边缘性骨软骨形成和关节畸形所致的慢性骨关节病，属于中医"骨痹"范畴。患者有不同程度的晨起下床或由坐位站起开始行走时膝关节疼痛感，稍活动或短距离行走后疼痛减轻，但行走时间长时疼痛加重，上、下楼梯或上、下坡时疼痛加重。

【病因病机】

多因年老体弱，肝肾亏虚，气血虚衰，筋肉肌腱失于濡养，兼以劳累伤损，风寒湿邪侵袭，凝滞不去，痰浊留阻经络所致。

【诊断标准】

（1）初起多见腰腿、腰脊、膝关节等隐隐作痛，屈伸、俯仰、转侧不利，轻微活动稍缓解，气候变化加重，反复缠绵不愈。

（2）起病隐袭，发病缓慢，多见于中老年。

（3）局部关节可见轻度肿胀，活动时关节常有喀喇声和摩擦声。严重者可见肌肉萎缩，关节畸形，腰弯背驼。

（4）X线摄片检查示骨质疏松，关节面不规则，关节间隙狭窄，软骨下骨质硬化，以及边缘唇样改变，骨赘形成。

（5）查红细胞沉降率、抗链球菌溶血素"0"、黏蛋白、类风湿因子等与"风湿痹"相鉴别。

【辨证】

临床上常见有 3 种证型。

1. 风寒湿痹

临床表现：膝关节疼痛、重着，遇寒冷潮湿加重，得热则缓，日轻夜重，屈伸不利，痛处不红不热，或有肿胀，舌淡苔白，脉弦紧。

证候分析：膝关节疼痛，屈伸不利为风寒湿痹的共同症状，系由风寒湿邪留滞经络，阻痹气血所引起。以寒邪偏盛，寒为阴邪，故遇寒冷加重，得热则缓，痛处不红不热；以湿邪偏盛，因湿性重浊黏滞，故膝关节疼痛、重着，遇潮湿加重，或有肿胀；舌淡苔白、脉弦紧为属痛属寒。

2. 风湿热痹

临床表现：膝关节疼痛拘急，红肿，日轻夜重，多伴有发热口渴、心烦等症状，舌红苔黄，脉滑数。

证候分析：邪热壅于经络、关节，气血郁滞不通，以致局部红肿灼热，膝关节疼痛拘急。热盛津伤，故多伴有发热口渴、心烦等症状；舌红苔黄、脉滑数均为热盛之象。

3. 痰瘀痹阻

临床表现：日久不愈，膝关节肿大变形，屈伸不利，肌肉瘦削僵硬，面色晦暗，舌暗红、有瘀斑，脉细涩。

证候分析：痹证迁延不愈，正虚邪恋，瘀阻于络，津凝为痰，痰瘀痹阻，出现膝关节肿大变形，屈伸不利，肌肉瘦削僵硬；面色晦暗，舌暗红有瘀斑，脉细涩，均为痰瘀痹阻之象。

【砭石治疗】

1. 治则　活血化瘀，消肿止痛。

2. 操作方法

a. 温法：用加热后的砭具放在膝部行温法。

b. 推法：用砭具分别对膀胱经委中至昆仑；胆经阳陵泉至悬钟；脾经血海至三阴交；胃经伏兔至下巨虚进行推法操作（图3-300至图3-303）。

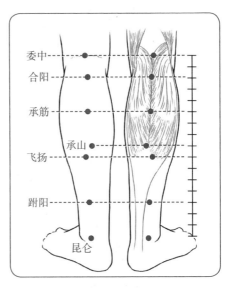

图 3-300　委中至昆仑

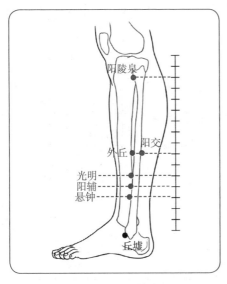

图 3-301　阳陵泉至悬钟

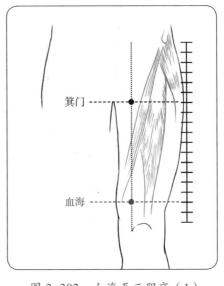

图 3-302　血海至三阴交（1）

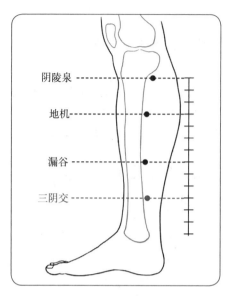

图 3-302　血海至三阴交（2）

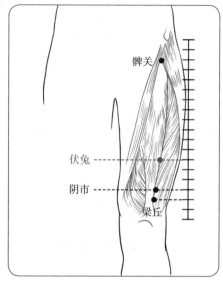

图 3-303　推伏兔至下巨虚（1）

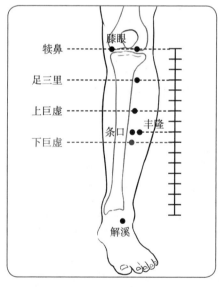

图 3-303　推伏兔至下巨虚（2）

c.点法：用砭具点按鹤顶、犊鼻、阳陵泉、阴陵泉、梁丘、血海、膝眼（图 3-304 至图 3-308）。

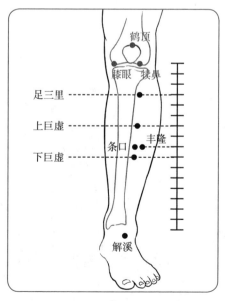

图 3-304　鹤顶、犊鼻、膝眼

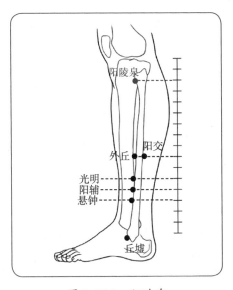

图 3-305　阳陵泉

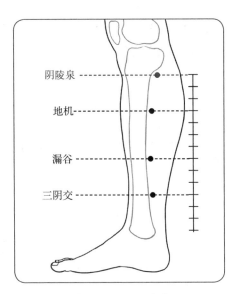

图 3-306　阴陵泉

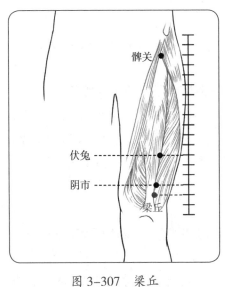

图 3-307　梁丘

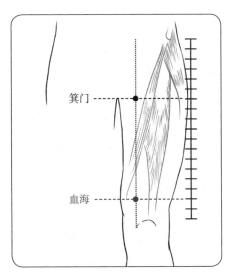

图 3-308　血海

d. 刮法：环绕膝关节，由轻到重大面积实施刮法重点沿胆经、膀胱经、脾经、胃经进行疏导。1 周为 1 个疗程。

3. 方义

用砭具温法具有温热化湿，通经活络、消肿散瘀的作用。点按鹤顶、犊鼻、阳陵泉、阴陵泉、梁丘、血海、膝眼为局部取穴，有行气活血、通络止痛的作用。环绕膝关节，沿胆经、膀胱经、脾经、胃经实施刮法具有通经活络的作用。

十六、足跟痛

足跟痛是足跟一侧或两侧疼痛，不红不肿，行走不便，又称脚跟痛。本病在中医学中属"痹证""肾虚"范畴。

【病因病机】

本病病因病机为年老肾虚，体质虚弱，肾阴阳俱亏，不能温煦和滋养足少阴肾经循行路上的筋骨，跟骨失养，致使劳损而发生疼痛，或因风、寒、湿邪侵袭，致使气滞血瘀，经络受阻而疼痛。

【辨证】

临床上常见两种证型。

1. 肝肾亏虚

临床表现：足跟隐痛，劳则加重，休息后缓解，腰膝酸软，头晕目眩，耳鸣耳聋，舌淡苔白，脉沉弱。

证候分析：年老肾虚，体质虚弱，肾阴阳俱亏，不能温煦和滋养足少阴肾经循行路上的筋骨，跟骨失养，致使足跟隐痛，劳则加重，休息后缓解；腰为肾之府，故肾虚则见腰膝酸软；肾开窍于耳，肾虚不能充养耳部，则见耳鸣耳聋；肝开窍于目，肝肾阴虚，则见头晕目眩；舌淡苔白，脉沉弱为虚弱之象。

2. 寒湿痹阻

临床表现：足跟疼痛，遇寒加重，得热则缓，肢体困重，苔白腻，脉沉。

证候分析：当寒湿之邪，侵袭足跟部，闭阻经络时，因寒性收引，湿性凝滞，故足跟疼痛，遇寒加重，得热则缓，肢体困重；苔白腻、脉沉均为寒湿停聚之象。

【砭石治疗】

1. 治则　补肾通痹，散结止痛。

2. 操作方法

a. 振法：用砭具在小腿内侧足三阴经实施振法。

b. 拍法：用砭具在足太阳经下肢部行拍法。

c. 点按法：用砭具点按太溪、照海、昆仑、申脉、悬钟、阳陵泉（图 3-309 至图 3-311）。

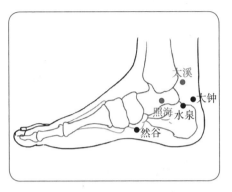

图 3-309　太溪、照海

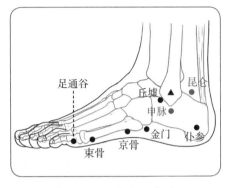

图 3-310　昆仑、申脉

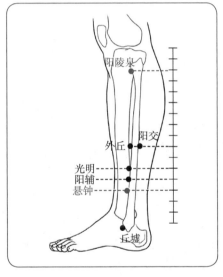

图 3-311　悬钟、阳陵泉

3. 方义

在腿部阴经施以振法，阳经施以拍法以疏通经气；太溪是足少阴经原穴和输穴，输主体重节痛，足少阴经"别入跟中"，配照海调节局部经气。昆仑、申脉属足太阳经，与肾相表里，既通络，又益肾。悬钟为八会穴的髓会，可补髓壮骨，通经活络；阳陵泉为八会穴的筋会，可调筋止痛。